KB150898

자궁암 가이드북

자궁암 분야의 〈한국 최고 의사〉 강순범

자궁암 가이드북

강순범(서울대학교병원 산부인과 전문의) 지음

국일미디어

자궁경부암에 대한 올바른 지식과
적극적인 치료를 위하여

부인종양 전문의로 진료를 해온 지 벌써 25년이 넘었습니다. 그동안 암 환자들을 진단하고 치료하면서 환자들이 궁금해하는 사항을 설명하는 데 많은 시간을 할애하지 못한 것을 늘 안타깝게 생각해왔습니다. 열악한 우리나라의 의료제도와 제한된 진료시간으로 수많은 환자들에게 차근차근 설명을 할 수 없는 현실은 큰 장벽이었습니다. 하지만 인생의 최대 고비를 맞은 암 환자와 그 가족들에게 병에 대해 제대로 설명해줄 수 있는 자료가 부족하다는 것이 더 큰 문제였습니다.

흔히 '암 검사'라고 알려진 자궁경부암 선별검사의 시행으로, 자궁경부암은 암이 되기 이전에 진단되는 경우가 많아졌고 실제로 암 환자를 줄이는 데 큰 도움이 되었습니다. 하지만 아직도 많은 여성들이 자궁경부암의 발생 원인과 그 예방법을 모르고 있으며, 선별검사를 받지 않은 것으로 조사된 바 있습니다.

우리나라에서 많이 발생하는 자궁경부암은 다른 암과는 달리 발생 이전에 예방이 가능하고 암으로 진단된 경우에도 적극적인 치료로 완치가 가능합니다. 그럼에도 불구하고 의료진의 권유를 따르지 않아 어려운 상황에 이르는 경우를 많이 보아왔습니다.

서점에 가보면 자궁경부암에 대한 책이 많이 있습니다. 하지만 의학지식을 접하지 않았던 일반인들이 쉽게 읽고 이해할 수 있는 책은 그리 많지 않은 것 같습니다. 일반인들을 대상으로 자궁경부암에 대해 기술한 책이라면, 그 책을 읽은 사람들이 정기적인 자궁경부암 선별검사를 받도록 해야 합니다.

게다가 자궁경부암으로 진단된 환자와 가족들이 그 책을 읽고 자궁경부암에 대해 잘 이해하여 치료의 주체로서 좀더 적극적으로 임할 수 있도록 변화시켜야 한다고 생각합니다. 또한 인터넷으로 인한 정보의 홍수 속에서 자궁경부암에 대한 올바른 지식을 알려야겠다는 생각은 이 책을 만들게 한 원동력이 되었습니다.

이 책에 적은 내용은 지난 25년간 자궁경부암 환자를 진료하면서 얻은 임상적 경험과 의과대학에서 학생과 전공의를 가르치면서 쌓은 의학지식을 토대로 작성한 것입니다. 또한 환자나 보호자들에게서 자주 받았던 질문을 따로 모아 정리했습니다. 많은 분들이 궁금해하시는 내용을 하나라도 더 알려드리고자 노력했습니다.

암을 이겨나가는 데 있어 가장 중요한 것은 자신감입니다. 이 자신감은 병에 대해 제대로 알고 있을 때 생기는 것입니다. 막연한 두려움과 불안감을 안고 암과 마주하는 것은 치료를 받는 바른 자세가 아닙니다.

이 책을 읽는 일반인과 자궁경부암 환자들이 올바른 지식과 치료에 대한 확신을 가지는 데 조금이나마 도움이 되었으면 좋겠습니다.

강순범(서울대학교병원 산부인과학교실 주임교수)

저자의 말 _ 자궁경부암에 대한 올바른 지식과 적극적인 치료를 위하여 **4**

1장 자궁암이란 무엇인가

자궁의 구조와 기능 · 10
암이란 무엇인가 · 15
자궁암은 대부분 자궁경부암 · 20

2장 자궁경부암의 발생과 원인

자궁경부암의 발생 빈도 · 28
자궁경부암의 원인 · 31

3장 자궁경부암의 발견과 증상

자궁경부암의 예방과 조기 발견 · 44
자궁경부암의 증상 · 52
암 검진의 필요성 · 61

4장 **자궁경부암의 진단과 병기**

자궁경부암의 진단 • 68
자궁경부암의 병기 • 80

5장 **자궁경부암의 치료**

다양한 치료 방법의 결정 • 88
치료 후 합병증 • 121
림프부종 관리 • 128

6장 **자궁경부암의 재발과 관리**

자궁경부암의 재발 • 142
임상시험 • 145
통증 관리 • 149
영양 관리 • 156

부록 1 자궁암 환자와 가족들이 흔히 하는 질문 164
부록 2 자궁경부암 환자의 일상생활 177

1장

자궁암이란 무엇인가

자궁의 구조와 기능
암이란 무엇인가
자궁암은 대부분 자궁경부암

자궁의 구조와 기능

자궁과 자궁경부

자궁은 방광과 직장 사이의 여성 하복부에 위치하는 조롱박 혹은 서양
배 모양의 생식기관이다. 자궁은 길이 약 7.5센티미터, 폭 약 5센티미터,
그리고 두께는 약 2.5센티미터 정도로, 자신의 손바닥 정도의 크기이며
두꺼운 근육으로 이루어져 있다. 자궁내강은 위쪽으로는 난관을 통하여
골반 내부와 연결되며, 아래쪽으로는 자궁경부를 통하여 질과 연결된다.
난자가 난소에서 배란되면 난관을 통하여 자궁내부로 유입된다. 자궁은
수정이 이루어진 수정란이 자궁벽에 착상해 태아의 발달이 완성되어 분
만에 이를 때까지 그 모습과 구조, 그리고 크기가 변화한다.

자궁의 기저부는 어느 방향에서 보아도 볼록하며 방광과 내장에 연한
복막으로 덮여 있다.

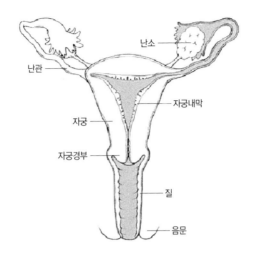

자궁경부는 자궁의 아래쪽에 위치하는 좁은 부분으로, 자궁내강에서 질로 연결되는 자궁경관을 형성한다. 즉, 자궁경부는 자궁내강과 질을 연결하는 역할을 한다. 평활근이 대부분인 자궁체부와는 달리, 자궁경부는 대부분 치밀한 아교질 조직으로 구성되어 있는데, 이러한 이유로 자궁이 골반 중앙에 위치하도록 고정하는 역할도 담당한다. 자궁경부의 길이는 위아래로 약 3~4센티미터이며, 단면을 내었을 때의 지름은 약 1~3센티미터다.

자궁경부샘으로부터의 점액 분비는 자궁경부의 생리에 중요한 역할을 한다. 이 점액 분비는 정자가 자궁내부로 들어가는 것을 조절함과 동시에, 건강한 상태에서 세균이나 기타 미생물이 상부 생식기로 올라가는 것을 줄여주는 보호역할을 한다. 자궁경부샘에서 분비되는 점액은 난소 호르몬의 작용에 대단히 민감하다. 에스트로겐 농도가 높을 경우 내자궁경부의 분비물이 맑아지고 풍부해져 정자를 더욱 잘 받아들이게 되며, 반대로 프로게스테론 농도가 높을 경우 내자궁경부의 분비물이 두꺼워지고 정자를 잘 받아들이지 않게 된다. 이러한 사실은 배란기에 내자궁경부의 분비물이 정자의 유입에 좀더 유리하게 작용하는 것으로 확인할 수 있다.

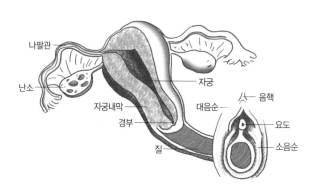

감염되지 않은 상태에서 자궁경관은 자궁내강, 난관과 같은 무균 기관과 외음부, 질과 같이 세균이 존재하는 기관을 구분하는 역할을 한다. 내자궁경관의 분비물에는 백혈구가 포함되어 있으며, 이 백혈구는 건강한 상태에서 세균이나 기타 미생물들이 자궁내부로 유입되는 것을 어렵게 하는 보호역할을 한다. 그러나 반대로 내자궁경부의 점막은 항상 여러 종류의 감염과 염증에 노출되어 있으므로 심한 자궁경부염이 있을 경우 상부 생식기의 염증을 일으키는 감염병소가 되기도 한다.

자궁경부는 평상시에도 매우 활발한 변화를 보인다. 내자궁경부의 점막이 정상적으로 뒤집히면서 외자궁경부의 편평상피세포로 바뀌는 경계부위가 형성되는데, 이를 이행대Transformation Zone라고 한다. 염증과 감염 등이 합쳐져 자극이 있으면 이행대는 병적인 변화를 거친다. 문제가 되는 자궁 경부의 이형성을 일으키는 주된 감염 요인으로 인유두종 바이러스^{Human Papillomavirus}가 있다. 인유두종 바이러스에 대해서는 뒤에 다시 설명하도록 한다.

자궁의 기능

자궁의 가장 중요한 기능은 생식, 즉 임신이다. 남성으로부터의 정자가 유입되는 통로이고, 수정된 수정란이 착상하는 장소다. 또한 태아가 태반을 형성하고 성장, 발달하도록 하고 궁극적으로는 분만을 담당한다.

자궁 주위의 장기들

자궁은 하복부 중앙에 위치하며 앞으로는 방광, 뒤로는 직장이 있다. 자궁 양 옆으로는 여성호르몬과 난자를 배란하는 난소가 있고, 배란된 난자를 자궁으로 받아들이는 난관이 자궁으로부터 양쪽으로 나와 있다.

자궁의 림프계

　자궁 주변에는 혈관을 따라 많은 수의 림프절들이 위치하고 있다. 각 림프절 사이에는 가는 림프관들이 그물처럼 연결되어 있는데, 이들 림프절은 면역을 담당하는 림프구들이 존재하여 세균이나 바이러스의 침입으로부터 몸을 보호하는 역할을 한다.

　한편, 암이 진행하여 암세포가 림프관을 따라 이동하고 림프절을 침범하여 여러 장기와 주변 조직으로 퍼지는 것을 림프절 전이라고 한다. 따라서 자궁경부암을 수술할 때 자궁과 동시에 자궁 주위에 있는 림프절들도 함께 절제하게 된다. 이렇게 하여 림프절을 침범한 암세포를 제거하여 암의 재발을 낮추고, 암의 진행 정도를 정확히 파악하여 혹시 있게 될 추가적인 방사선 치료의 범위를 결정하는 것이다.

■ 암이란 무엇인가

인간의 몸을 구성하는 가장 작은 단위를 세포^{cell}라고 부른다. 세포가 손상을 입었을 경우 치료를 받아 회복하면 정상적인 세포의 역할을 하지만, 회복이 안 된 경우 스스로 죽게 된다. 그러나 여러 가지 이유로 인해 이러한 증식과 억제가 조절되지 않는 비정상적인 세포들이 통제되지 못하고 과다하게 증식하거나 주위 조직이나 장기에 침입하여 종괴 형성이나 정상 조직의 파괴를 초래하는 상태를 암^{cancer}이라 한다.

양성종양과 악성종양

양성종양은 비교적 서서히 성장하며 신체 여러 부위에 확산, 전이되지 않으며 제거하여 치유할 수 있는 종양을 말한다. 특이한 경우를 제외하고

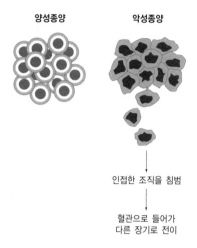

양성종양　　　　　악성종양

인접한 조직을 침범

혈관으로 들어가
다른 장기로 전이

대개의 양성종양은 생명에 위협을 초래하지는 않는다.

　이와 달리 악성종양, 소위 '암'은 빠른 성장과 침윤성(파고들거나 퍼져나
감) 성장과 체내 각 부위에 확산, 전이(원래 장소에서 떨어진 곳까지 이동함)하여
생명에 위험을 초래하는 종양을 말한다. 즉, 암은 바로 악성종양과 같다.

　정리하면 양성종양과 악성종양의 가장 큰 차이점은 바로 체내 각 부위
로 확산되고 전이되어 생명을 위태롭게 한다는 데 있다.

양성종양과 악성종양의 특성 비교

특성	양성종양	악성종양
성장 속도	-천천히 자란다. -성장이 멈추는 휴지기를 가질 수 있다.	-빨리 자란다. -저절로 없어지는 경우는 매우 드물다.
성장 양식	-점점 커지면서 성장하나 범위가 한정되어 있다. -주위 조직에 대한 침윤은 없다.	-주위 조직으로 침윤하면서 성장한다.

특성	양성종양	악성종양
피막 형성 여부	−피막이 있어 종양의 주위 조직으로의 침윤을 방지한다. −피막이 있으므로 수술적 절제가 쉽다.	−피막이 없으므로 주위 조직으로의 침윤이 잘 일어난다.
세포의 특성	−분화가 잘 되어 있다. −분열상은 없거나 적다. −세포가 성숙하다.	−분화가 잘 안 되어 있다. −정상 또는 비정상의 분열상이 많다. −세포가 미성숙하다.
인체에 대한 영향	−인체에 거의 해가 없다.	−항상 인체에 해가 된다.
전이 여부	−없다.	−흔하다.
재발 여부	−수술로 제거할 경우 재발은 거의 없다.	−수술 후 재발 가능하다.
예후	−좋다.	−종양의 크기, 림프절 침범 여부, 전이 유무에 따라 달라진다.

암의 전이

전이란 암세포가 처음 발생한 장소(원발병소)를 떠나 다른 장기로 가는 것을 말한다. 암이 신체의 다른 부분으로 퍼지는 것은 크게 암이 처음 발생한 위치에서 암조직이 성장하여 직접적으로 주위 장기를 침윤하는 것과 멀리 있는 다른 장기로 혈관이나 림프관을 따라 원격전이를 하는 것이 있다. 예를 들어 폐암의 경우 암세포는 원발장기인 폐에서 생긴 것이나 직접적으로 흉막까지 침윤할 수 있으며, 혈관과 림프관을 따라 뇌와 간, 뼈 등의 다른 장기로 퍼질 수 있다.

암 검진의 필요성

암 검진은 신체적 이상이나 증상이 없고 스스로 건강하다고 생각될 때 검사를 받아 병을 조기에 발견, 치료하고자 하는 것이다. 검진을 통하여 암을 조기에 발견, 치료하면 완치율을 크게 높일 수 있다.

많은 사람들이 암을 불치병 혹은 난치병으로 생각하는 이유는 이처럼 치료가 가능한 초기에 병원에 가는 것이 아니라 상당히 진행되어 증상이 있을 때 병원을 찾기 때문이다. 환자가 이상 증상을 느끼고 병원을 찾을 때는 이미 수술로 제거할 수 없을 만큼 암이 커져 있거나 다른 조직으로 전이가 된 경우가 많다.

암은 상당히 진행될 때까지도 특이 증상이 없을 수 있으며, 암이 진행되어 나타나는 증상들도 평소 흔히 경험해오던 증상과 비슷하기 때문에 치료 시기를 놓치는 경우가 많다. 따라서 예방으로 암의 발생을 줄이고 설령 암이 발생하더라도 조기에 검진을 받아 치료하면 암으로 인한 사망을 크게 줄일 수 있다. 특히 한국인에게 흔한 위암, 간암, 대장암, 유방암, 자궁경부암 등은 비교적 쉽게 검진을 받을 수 있으며, 조기에 발견하여 치료받을 경우 대부분 완치가 가능하다.

위암은 조기 진단 시 90% 이상이 완치되고, 대장암과 자궁경부암은 암 검진으로 전암단계의 병변을 발견하여 치료함으로써 암 발생 자체를 줄일 수 있다. 유방암도 조기 진단이 되면 유방 모양을 그대로 유지하며 완치시킬 수 있다. 암으로 인한 개인과 가족의 고통과 국민적 부담을 크게 감소시킬 암 조기 검진은 암 사망을 줄이기 위한 가장 중요한 방법이다.

암 검진의 적당한 시기와 빈도

암 검진은 암종의 특성(발생, 사망의 빈도와 분포, 임상적 특성 등), 대상자의 특성(성, 연령, 유전소인, 선행질환 유무 등), 효율적인 검사 방법의 존재 유무와 그 수행 방법 등 다양한 요인을 고려하여 이루어진다.

자궁경부암의 경우, 20세 이상 혹은 성경험이 있는 여성에게 1년마다 자궁경부 질세포 검사를 권유하고 있다.

자궁암은 대부분 자궁경부암

자궁경부암이란 무엇인가

자궁경부암은 자궁의 입구인 자궁경부에 발생하는 여성 생식기 암이다. 자궁경부암은 암이 되기 이전인 전암단계를 상당 기간 거치는 것으로 알려져 있다. 정상 상피세포에서 시작하여 상피내세포에 이상이 발생하는 자궁경부상피이형성증(정상조직과 암조직의 중간 과정)을 거쳐 상피내에만 암세포가 존재하는 자궁경부상피내암(자궁경부암 0기)으로 진행하고, 이 단계에서도 발견하지 못하면 다시 침윤성 자궁경부암으로 진행된다.

우리나라에서 자궁암이라고 하면 대부분 자궁경부암을 의미한다. 자궁에 발생하는 암으로 자궁내막에서 발생하는 것은 자궁내막암, 자궁 근육에서 발생하는 것은 자궁육종이라고 한다. 여기에서는 자궁암의 대부분을 차지하는 자궁경부암에 대하여 설명하기로 한다.

자궁경부암의 종류

대부분의 자궁경부암은 갑자기 발생하지 않는다. 먼저 정상세포가 암의 전 단계 세포로 변한 다음 암으로 진행하는데, 이 과정은 몇 년 동안 진행되는 것이 대부분이지만 경우에 따라서는 빠른 속도로 진행하기도 한다.

자궁경부암은 조직학적 유형에 따라 2가지로 분류된다. 자궁경부암의 약 80~90%는 편평상피세포암이며, 나머지 약 10~20%는 선암이고 2종류가 혼합되어 있는 경우도 있다.

암의 전구병변이 있는 여성들 가운데 일부에서만 자궁경부암이 발생한다. 이 과정은 대개 수년이 걸리지만, 1년 이내에 급속히 진행되기도 한다.

대부분의 여성에게서 암의 전구병변은 치료하지 않은 상태로 방치할 경우 변화하지 않거나 자연적으로 소멸된다. 하지만 치료를 시행하면 대부분의 전구병변이 이 단계에서 치료되어 암 예방이 가능하다.

편평상피세포암

편평상피세포암은 자궁경부암의 대부분을 차지하는 것으로 내자궁경부 표면을 덮고 있는 편평상피세포에서 기원하는 악성종양이다. 편평상피세포암은 대부분 내자궁경부와 외자궁경부가 만나는 이행대에서 발생한다.

선암

내자궁경부의 점액분비세포에서 기원하며, 편평상피세포암에 비하여 예후가 더욱 좋지 않다. 드물게 편평상피세포암과 선세포암의 양상을 동시에 나타내는 경우가 있는데, 이를 선-편평상피세포암 혹은 혼합 상피세포암이라고 하며 선암보다 불량한 예후를 보인다.

자궁경부암의 전이

암세포는 가까이 있는 조직이나 기관을 침윤하고 손상을 입힌다. 또한 종양 덩어리로부터 나와 림프계 혹은 혈관계를 침윤하여 다른 장소로 옮겨갈 수 있는데, 이를 암의 전이라고 한다. 자궁경부암이 진행되면 여러 경로를 통하여 주변 장기로 암세포가 퍼져가게 된다.

주변 조직으로의 직접 침윤

자궁경부암 세포가 주변 조직이나 장기로 직접 침윤하는 것을 말한다. 자궁 근처에 위치한 방광이나 직장이 직접 침윤의 대상이 될 수 있다.

림프계를 통한 전이

림프관으로 들어온 암세포가 림프절을 거쳐 다른 장기로 전이하는 것을 말한다. 임상 병기가 높을수록 림프계를 통한 암세포의 전이 가능성도 높아진다.

혈관계를 통한 전이

암세포가 혈관 벽을 뚫고 혈액과 함께 돌아다니다가 자궁경부로부터 멀리 있는 조직이나 장기에 정착하여 자라는 것을 말한다. 척추 뼈나 폐 혹은 뇌에까지 전이되는 경우가 해당된다.

복막을 통한 전이

드물지만 복막을 통한 전이를 일으켜 복수를 생성하거나 장폐색을 일으키기도 한다.

'에바 페론'과 '매염방'이 여성들에게 전하는 메시지

에바 페론과 매염방. 세상 사람들에게 많은 관심을 받고 누구보다 열정적인 삶을 살았던 두 여성의 공통점은 무엇일까? 이 두 사람 모두 자궁경부암으로 불꽃 같은 그들의 삶을 마감해야 했다.

에바 페론은 아르헨티나의 대통령이었던 후안 페론의 아내이자 부통령으로 아르헨티나의 상징이 되었던 여성이다. 가난한 농촌에서 사생아로 태어나 궁핍한 유년 시절을 보내고, 열다섯 살부터 배우로 활동했던 에바는 혁명군의 리더인 후안 페론 장군을 만나 극적인 인생의 전환점을 찾는다.

아르헨티나의 혁명으로 대통령 자리에 오른 페론의 아내가 된 에바 페론은 아르헨티나의 영부인이었다. 그녀는 가난한 사람들의 진정한 벗이

되고자 그들의 삶에 직접 뛰어들었다. 진심으로 사회적 약자들의 편에 선 그녀의 모습에 아르헨티나 국민들은 감동을 받았다. 그러나 그녀는 33세의 젊은 나이에 삶을 거두었다.

병명은 자궁경부암. 어머니처럼 아르헨티나인들을 품어주었던 그녀의 자궁은 그렇게 시들어가고 있었던 것이다. 죽어가는 그녀의 이름을 부르며 울부짖던 국민들에게 'Don't Cry For Me Argentina'를 읊조리며 숨을 거둔다.

'홍콩의 마돈나'라 불리며 아시아 사람들의 사랑을 받던 가수 겸 배우 매염방. 남자들의 주무대였던 중국의 연예계에서 그녀의 존재는 혜성과도 같은 출현이었다. 당시 중국에 존재하지 않았던 댄스음악으로 최고의 여가수상을 수상하며 홍콩 가요계의 여왕으로 군림했다. 또한 그녀는 자신의 이름을 딴 재단을 만들고 소아암 환자를 도왔다.

그러나 2003년 9월, 그녀는 청천벽력 같은 자궁경부암 진단을 받는다. 그로부터 겨우 4개월 후인 12월, 매염방은 그녀를 사랑하는 사람들을 곁에 두고 세상을 떠나고 말았다.

매염방의 죽음은 자궁경부암의 메시지를 모든 여성들에게 전하는 계기가 되었다. 이후 자궁경부암 정기 검진이 유행처럼 번졌다. 그녀는 자궁경부암에 대한 사회적 인식을 바꾼 인물로 남아 있다.

생명의 장기, 자궁의 기능

자궁의 가장 중요한 기능은 생식, 즉 임신이다. 남성으로부터의 정자가 유입되는 통로이고, 수정된 수정란이 착상하는 장소다. 또한 태아가 태반을 형성하고 성장, 발달하도록 하고 궁극적으로는 분만을 담당한다.

자궁경부암 검진 시기

20세 이상 혹은 성경험이 있는 여성에게 1년마다 자궁경부 질세포 검사를 권유하고 있다.

대부분의 자궁암의 자궁경부암

우리나라에서 자궁암이라고 하면 대부분 자궁경부암을 의미한다. 자궁에 발생하는 암으로 자궁내막에서 발생하는 것은 자궁내막암, 자궁 근육에서 발생하는 것은 자궁육종이라고 한다.

2장

자궁경부암의 발생과 원인

자궁경부암의 발생 빈도
자궁경부암의 원인

자궁경부암의 발생 빈도

전체 암 가운데 자궁경부암이 차지하는 정도

자궁경부암은 자궁경부질 세포검사를 시행하기 시작한 1950년대 이전에 여성 암으로 인한 사망 원인 1위를 차지했다. 자궁경부암은 아직도 개발도상국가에서 발생하는 여성 암의 수위를 차지하고 있으며, 전 세계 여성에게 발생하는 암 가운데 두 번째로 흔한 암이다. 전 세계적으로 매년 약 50만 명의 환자가 발생하고 약 25만 명이 자궁경부암으로 사망한다고 알려져 있으며, 후진국에서는 암과 관련된 사망의 가장 흔한 원인으로 꼽힌다.

자궁경부암은 중년 이상의 고령 여성에서, 그리고 사회경제 지위가 낮아 규칙적인 선별검사와 조기 치료를 받을 가능성이 낮은 계층의 여성에서 더욱 흔하게 발생한다.

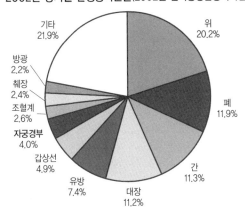

2002년 장기별 발생등록분율(2002년 한국중앙암등록사업)

- 기타 21.9%
- 방광 2.2%
- 췌장 2.4%
- 조혈계 2.6%
- **자궁경부** 4.0%
- 갑상선 4.9%
- 유방 7.4%
- 대장 11.2%
- 간 11.3%
- 폐 11.9%
- 위 20.2%

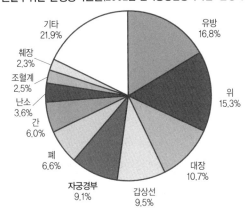

우리나라에서의 원발부위별 발생등록분율(2002년 한국중앙암등록사업: 남성과 여성을 합한 자료임)

- 기타 21.9%
- 췌장 2.3%
- 조혈계 2.5%
- 난소 3.6%
- 간 6.0%
- 폐 6.6%
- **자궁경부** 9.1%
- 갑상선 9.5%
- 대장 10.7%
- 위 15.3%
- 유방 16.8%

우리나라에서도 자궁경부암 발생이 점차 줄어들고는 있으나, 2002년 당시 한해 3천971명이 자궁경부암으로 진단, 등록되어 여성 암 발생의

한국 여성의 10대 암 발생분율(1999~2001, 국가암정보센터)

		발생자(명)	상대분율*
	위암	7,295	(16.4%)
	유방암	6,084	(13.7%)
	대장암	4,674	(10.4%)
	자궁경부암	4,361	(9.8%)
	폐암	3,565	(8.0%)
	간암	3,275	(7.4%)
	갑상선암	2,977	(6.7%)
	담낭암	1,575	(3.5%)
	난소암	1,330	(3.0%)
	췌장암	1,130	(2.5%)

*상대분율: 모든 암에서의 해당 암의 분율.

9.1%를 차지하여 여성에게 발생하는 다섯 번째로 흔한 암으로 집계되었다. 또한, 상피내암종을 포함할 경우 여성에게 두 번째로 흔한 암으로 여전히 높은 발생률을 나타내고 있다. 몇 년 전만 해도 1위를 달릴 정도로 흔했지만 생활 환경이 좋아지고 조기 진단이 늘면서 크게 줄어든 것이라고 보인다. 하지만 여전히 많은 사람이 조기 진단의 중요성을 간과해 주변 장기까지 전이된 뒤 병원을 찾고 있다.

2006년 3월 한국여자의사회에서 조사한 자료에 따르면 우리나라 여성 10명 가운데 7명은 자궁경부암 선별검사를 받지 않는 것으로 조사되어 조기 진단과 선별검사의 중요성에 대한 홍보와 교육이 강조되고 있다.

■ 자궁경부암의 원인

자궁경부암의 발생 요인으로 여러 가지가 알려져 있다. 다음의 위험 인자 가운데 어느 하나도 해당되지 않는 여성은 자궁경부암이 발생할 가능성이 매우 낮다고 보면 된다.

다음의 여러 위험 인자들은 자궁경부암의 발생을 증가시키지만, 위험 인자가 있다고 해서 모두 질병이 발생하는 것은 아니다. 자궁경부암이나 전암병변이 발생하였을 때 위험 인자들 가운데 어느 것이 특별히 암의 원인인지를 밝히는 것은 불가능하다.

여러 위험 인자들을 보았을 때, 연령이나 가족력 등 교정 불가능한 인자들보다는 흡연이나 성생활 등 교정 가능하거나 피할 수 있는 위험 인자에 더욱 관심을 가지는 것이 바람직하다. 어쨌든 자궁경부암의 조기 발견을 위하여 정기적인 부인과 검진을 받는 것이 무엇보다 중요하다.

인유두종 바이러스

감염

현재까지의 연구 결과에 의하면 자궁경부암 발생 여부는 인유두종 바이러스(Human Papilloma Virus Infection: HPV 또는 사람 파필로마 바이러스라고 불리기도 함)에 감염되는 것이 가장 핵심적인 역할을 하는 것으로 밝혀지고 있다. 그러나 인유두종 바이러스에 감염되었다고 해서 모두 자궁경부암으로 진행하는 것은 아니어서, 자궁경부암 발생 과정에서 인유두종 바이러스 감염과 더불어 여러 가지 요인들이 함께 역할을 할 것으로 생각하고 있다.

인유두종 바이러스는 사마귀로부터 생식기와 배설기 암에 이르기까지 여러 질병과 연관되어 있다. 현재 인유두종 바이러스 감염은 피부, 상기도, 폐, 식도, 외음 항문부, 질, 자궁경부, 방광 등 다양한 장기에서 보이는데 이 중 가장 중요한 부위는 피부와 자궁경부다.

인유두종 바이러스는 자궁경부암의 주요 원인이다. 인유두종 바이러스에 감염될 경우 적어도 자궁경부암 발생 위험이 10배 이상 높아지며 인유두종 바이러스에 의한 자궁경부 조기 암의 발생률은 약 90%에 달한다. 비록 자궁경부 세포검사가 정상인 여성이라도 고위험 HPV형을 가지고 있다면 자궁경부 질병으로 진행될 위험이 높다.

인유두종 바이러스는 현재 100여 종 이상 밝혀져 있으며, 그 중에 30여 종은 성관계를 통해 감염된다. 그 중 E6, E7 단백질은 암 억제 유전자에 결합하여(p53, pRb) 세포의 암 억제 기능을 저하시키고 이로 인해 자궁경부암이 발생한다. 인유두종 바이러스는 접촉을 통해 감염되며 종류에 따라 자궁경부암을 유발시키는 것과 사마귀 등의 질환을 일으키는 것으로 나뉜다.

자궁경부암을 일으키는 저위험군 HPV(예: 6, 11형) 종류들은 대개 시간이 지나면 소실되거나 외음부와 항문 주위에 사마귀를 만든다. 반면, 자궁경부암을 일으키는 고위험군 HPV(예: 16, 18형)은 자궁경부세포 내에서 지속적인 감염상태를 유지하여 자궁경부암을 유발한다.

자궁경부암 발생의 가장 중요한 위험 인자인 인유두종 바이러스 감염과 관련하여, 자궁경부암과 HPV와의 상관관계는 흡연과 폐암, B형 간염과 간암의 관련성보다 더 높다고 알려져 있다.

세계 22개국의 1천여 개 자궁경부암 조직에 대한 분석에서 HPV DNA 검출률이 99.7%로 거의 모든 자궁경부암에서 HPV가 연관되어 있음이 보고된 바 있다.

현재 임상에서 활발하게 사용되는 HPV 검사는 세포검사에서 이상 소견이 의심될 때 2차 검사로도 매우 유용하며, 기존의 선별검사 단독 사용에 비하여 진단의 민감도를 1.43배 상승시킨다고 보고되었다.

현재 의사들은 자궁경부암 환자의 95%가 인유두종 바이러스 감염과 연관되어 있다고 믿고 있다. 인유두종 바이러스는 사마귀의 원인이 되는 100여 종이 넘는 유두종 바이러스 가운데 하나로, 대부분의 유두종 바이러스가 양성종양과 관련이 있지만 16, 18, 31, 33, 45형처럼 고위험군에 속하는 인유두종 바이러스는 자궁경부암을 일으킬 수 있다는 것이다.

특히 자궁경부암의 절반 정도는 16, 18형 인유두종 바이러스에 의하여

전자현미경 사진으로 본 인유두종 바이러스

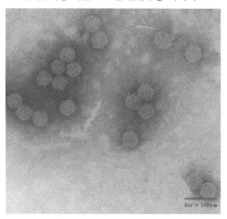

발생한다.

　다른 형의 인유두종 바이러스는 몸의 여러 부위에서 다양한 종류의 사마귀를 일으키는데, 일부는 손과 발에 흔히 생기고, 일부는 입술과 혀에 발생한다. 생식기의 인유두종 바이러스는 남성과 여성의 생식기 주변 그리고 항문 주위에 사마귀를 발생시키기도 한다. 이러한 인유두종 바이러스는 구강 혹은 항문 성교를 포함하여 성접촉으로 사람에서 사람으로 전파된다.

　증상과 요인

　인유두종 바이러스가 외음부나 항문 주위 피부에 나타나면 대부분 다양한 크기의 울퉁불퉁한 사마귀를 형성하는데, 이를 의학용어로 뾰족콘딜로마^{condyloma accuminatum}라고 한다. 대부분의 생식기 사마귀는 6형과 11형 인유두종 바이러스에 의하여 발생하는데 이들은 자궁경부암과는 관련이 거의 없으며, 저위험군 바이러스로 분류된다. 하지만 기타 성접촉으로 전파되는 인유두종 바이러스들은 생식기 혹은 항문의 악성종양과 관련이 있다고 알려져 있다.

암과 관련된 인유두종 바이러스에 감염된 여성들이 모두 자궁경부암으로 진행하는 것은 아니다. 이러한 감염은 스스로의 면역체계에 의하여 아무런 치료 없이도 사라지는 것이 대부분이다.

자궁경부의 전암성 변화는 자궁경부질 검사 혹은 조직검사에서 이상세포가 발견됨으로써 진단된다. 자궁경부질 검사 외에 세포에서 인유두종 바이러스의 DNA를 검출하는 검사법이 있다. 부인종양 전문의들은 자궁경부질 검사에서 이상이 있을 경우 이러한 바이러스 DNA를 검출하는 방법을 이용하여 이상 여부를 판단한다. 만일 고위험 인유두종 바이러스가 존재할 경우 질확대경 검사^{Colposcopy}를 시행하며 추가적인 진단, 치료법을 계획한다.

여성의 인유두종 바이러스 감염 위험성을 높이는 요인들을 보면 다음과 같다.

- 첫 성교 연령이 어릴 때(18세 이전)
- 성교 대상자가 여러 명일 때
- 다수와 성관계를 가진 대상자와 성교를 했을 때
- 성교 대상자가 포경수술을 받지 않았을 때

예방과 백신

인유두종 바이러스는 전혀 증상을 일으키지 않고 수년간 존재할 수 있으며, 인유두종 바이러스 감염이 되었다고 항상 사마귀를 형성하거나 증상을 유발하는 것은 아니다. 따라서 자신도 모르는 사이에 인유두종 바이러스에 현재 감염되었거나, 과거에 감염된 것을 모르고 지나쳤을 수도 있다.

최근 연구에 따르면 성교 시 콘돔을 사용하여도 인유두종 바이러스 감염을 제대로 막을 수 없는 것으로 알려져 있다. 이는 콘돔으로 보호되지 않은 생식기 주위 혹은 항문 주위의 피부가 인유두종 바이러스에 감염되었을 경우, 이 부분의 피부 접촉으로도 인유두종 바이러스에 감염될 수 있기 때문이다. 인유두종 바이러스는 피부에 존재하고, 눈에 보이는 사마귀나 증상이 없는 사람에게서 감염될 수 있으므로 눈에 보이는 사마귀의 존재 여부는 중요하지 않다.

콘돔이 인유두종 바이러스 감염을 막지는 못하지만, 후천성 면역결핍증AIDS이나 다른 성접촉성 질환처럼 체액을 통하여 전파되는 질병을 막기 위해서는 콘돔의 사용은 여전히 중요하다.

인유두종 바이러스의 존재가 자궁경부암 발생에 위협적인 것은 사실이지만, 인유두종 바이러스에 감염된 여성 모두에게 자궁경부암이 발생하는 것은 아니다. 이는 다음의 여러 인자들이 함께 작용할 때 암이 발생하는 것으로 여겨진다.

이와 함께 지난 2006년 6월, 자궁경부암 예방 백신이 미국 FDA 승인을 받아 머지않아 진료실에서 사용될 것으로 기대된다. 이 백신은 자궁경부암의 주요 원인인 HPV 16형과 18형을 거의 완벽하게 차단하는 것으로 보고되었다. 또한 국내에 도입되어 100% 적용될 경우, 국내 환자 수가 상당히 감소할 것으로 보인다.

1) 흡연

담배를 피우는 여성은 피우지 않는 여성에 비하여 약 2배 정도 자궁경부암의 발생 가능성이 높다. 흡연으로 인한 자궁경부암 발생의 기전은 아직 정확하게 밝혀지지 않았지만, 어쨌든 흡연으로 인하여 우리의 몸은 암을 일으키는 여러 화학물질에 노출된다. 이런 해로운 물질들은 폐에서 흡수되고 혈액을 통하여 몸의 구석구석까지 전달되는데, 흡연 여성의 자궁경부 점액에서는 담배의 부산물이 발견된다. 학자들은 이러한 담배의 부산물이 자궁경부 세포의 DNA에 손상을 주어 자궁경부암 발생에 영향을 미칠 가능성이 있다고 믿고 있다.

2) 사람 면역결핍 바이러스 감염

사람 면역결핍 바이러스^{Human immunodeficiency virus: HIV}는 후천성 면역결핍 증후군^{acquired immunodeficiency syndrome: AIDS}을 일으키는 바이러스다. 사람 면역결핍 바이러스는 몸의 면역체계를 손상시켜 인유두종 바이러스의 감염 위험성을 높이고 결과적으로 자궁경부암 발생의 위험성을 증가시킨다.

과학자들은 면역체계가 암세포를 파괴하고 암세포의 증식과 전파속도를 늦추는 중요한 역할을 한다고 믿고 있다. 사람 면역결핍 바이러스에 감염된 여성은 그렇지 않은 여성에 비하여 자궁경부암의 전암병변이 더욱 빠르게 암으로 진행할 수 있다.

일부 연구에서는 면역체계가 약한 여성이 다른 여성에 비하여 더 빈번하게 자궁경부암으로 발전한다고 밝히고 있다. 또한 새로운 장기의 거부 반응을 억제하기 위해 면역억제제를 투여받는 이식 수술 환자가 암 전구 상태로 발전할 가능성도 더 높다.

3) 식이습관

과일과 채소를 적게 먹는 여성은 자궁경부암 발생의 위험성이 증가하며, 비만 여성 역시 자궁경부암의 위험성이 높은 것으로 알려져 있다.

4) 경구 피임약

일부 연구에서 경구 피임약 복용이 자궁경부암의 위험을 증가시킨다고 제시하고 있다. 5년 이상 경구용 피임약을 복용하는 것이 자궁경부암 발생 증가와 연관이 있다는 연구와 아울러, 경구용 피임약을 10년 이상 복용할 경우 자궁경부암 발생 가능성이 4배가량 증가한다는 연구도 있다. 그러나 피임약이 직접적으로 자궁경부암을 일으킨다고 보고되지는 않고 있다. 아직까지 경구 피임약과 자궁경부암과의 연관관계에 대해서는 논란이 있지만, 경구 피임약을 복용하는 여성은 매년 자궁경부질 세포검사를 받도록 조언하고 있다.

5) 분만 횟수의 증가

만삭 분만 횟수가 많은 여성은 자궁경부암 발생의 위험성이 높다. 아직까지 그 정확한 이유는 알려져 있지 않다. 하지만 대규모 연구를 통해 몇 가지 가설이 제시되었다.

첫째, 분만 횟수가 많을수록 인유두종 바이러스에 대한 노출이 증가할 수 있다는 점이다. 즉, 임신 기간 동안 반복되는 호르몬의 변화가 인유두종 바이러스 감염 혹은 자궁경부암의 진행을 보다 수월하게 할 수 있다는 점이 제기되었다.

또한 임신한 여성은 면역체계가 약화되어 인유두종 바이러스 감염과 암의 증식을 촉진할 수 있다는 가설도 제기되었지만 증명된 것은 아니다.

6) 낮은 사회경제 계층

사회경제 계층이 낮은 것 또한 자궁경부암 발생의 위험 인자다. 경제적으로 어려운 여성은 자궁경부질 세포검사 혹은 자궁경부암의 전암병변에 대한 치료 등 적절한 진료를 받기가 쉽지 않다. 이런 여성들은 대부분 영양 부족도 동반되어 암 발생 가능성이 높아진다.

7) 다수의 성교 대상자

다수의 성교 대상자와 성관계를 가질 경우, 자궁경부암의 발생 위험성이 증가한다. 이와 함께 성교 대상 남성의 성교 대상자 수가 많을 경우나 성교 대상자가 성병에 걸린 적이 많은 경우에도 역시 자궁경부암의 발생 위험성은 증가한다.

남성의 첫 성교 연령이 어린 경우, 성교 대상자가 많았던 경우, 성병의 경험이 많은 경우, 접대부와의 접촉 등은 자궁경부암의 위험성을 높인다고 알려져 있다. 즉, 남성의 불결한 성적 행위가 여성의 자궁경부암 발생과 밀접히 관련되어 있을 것이라는 주장이다. 정확한 이유는 아직 밝혀지지 않았지만, 다수의 성교 대상자와 성관계를 가질 경우, 성관계에 의해 전염되는 바이러스나 세균 등에 노출될 가능성이 많기 때문일 것으로 추측하고 있다.

성교 대상자의 포경 여부는 미약하나마 자궁경부암의 위험 요인이 될 수 있다는 보고도 있었지만 관련성이 뚜렷하지는 않다. 이러한 주장은 자궁경부암의 호발지역과 남성 성기암의 호발지역이 일치한다는 보고와 남성 성기암 환자의 부인에게서 자궁경부암이 더 잘 생긴다는 보고에 근거한다.

8) 첫 성교 시의 연령이 어릴 경우

첫 성교 시의 연령도 중요한 변수의 하나다. 첫 성교 경험의 나이가 어릴수록 성교 경험이 없는 여성이나 첫 성교 경험을 늦게 한 경우에 비해 자궁경부암 발생 위험도가 높다고 보고되고 있다.

9) 모친의 DES 복용력

DES는 1940~1971년까지 유산의 위험성이 높다고 판단되는 여성에게 처방되었던 호르몬 제제다. DES를 복용한 여성이 출산한 1천 명의 여성들 가운데 1명꼴로 자궁경부 혹은 질에서 투명세포암이 발생했다.

투명세포암은 자궁경부보다는 질에서 더 잘 발생하는데, 임신 16주 이내에 복용하였을 경우, 발생 위험성이 가장 높다고 알려져 있다. DES와 연관된 투명세포암 발생의 평균 연령은 19세다.

DES를 복용한 여성에게서 태어난 여성의 대부분은 현재 35~65세에 분포하므로, DES와 연관된 자궁경부 혹은 질의 투명세포암 발생은 과거 20년 전에 비하여 감소했다. 하지만 최근 40대 초반 여성이 새로이 진단된 경우도 보고되어 얼마나 오랫동안 이러한 위험 요인이 지속될 것인지는 아직 확실하지 않다.

DES를 복용했던 여성에게서 출생한 여성들이 투명세포암 발생의 위험성이 있는 것은 사실이지만, 이 여성들의 40%는 DES 혹은 연관된 약제들에 노출된 일이 없다. 이러한 환자들의 모친은 아마도 DES를 복용했지만, 약의 이름을 기억하지 못하는 경우가 대부분이다.

여러 연구에 의하면 이러한 여성들이 투명세포암뿐 아니라 자궁경부의 편평상피세포암 발생에 있어서도 위험성이 높다는 사실이 보고되고 있다.

10) 가족력

자궁경부암은 가족적 발생의 경향을 보일 수도 있다. 모친이나 여자형제가 자궁경부암으로 진단되었다면, 본인이 자궁경부암으로 진행할 가능성은 2~3배 증가한다는 연구도 있다. 이러한 현상은 인유두종 바이러스 감염에 대항하는 면역력 결핍이 유전적으로 이어질 수 있다는 경향으로 해석되기도 한다.

한편, 이러한 자궁경부암 환자들은 이미 언급된 다른 비유전적 위험 요인들을 가지고 있기 때문에 가족적인 경향을 보일 수 있다는 견해도 있다.

Point

자궁경부암의 발생

자궁경부암은 중년 이상의 고령 여성에서, 그리고 사회경제 지위가 낮아 규칙적인 선별검사와 조기 치료를 받을 가능성이 낮은 계층의 여성에게서 더욱 흔하게 발생한다.

자궁경부암의 원인

인유두종 바이러스는 자궁경부암의 주요 원인이다. 인유두종 바이러스에 감염될 경우 적어도 자궁경부암 발생 위험이 10배 이상 높아지며 인유두종 바이러스에 의한 자궁경부 조기 암의 발생률은 약 90%에 달한다. 비록 자궁경부 세포검사가 정상인 여성이라도 고위험 HPV형을 가지고 있다면 자궁경부 질병으로 진행될 위험이 높다.

또한 연령이나 가족력 등 교정 불가능한 인자들보다는 흡연이나 성생활 등 교정 가능하거나 피할 수 있는 위험 인자에 더욱 관심을 가지는 것이 바람직하다.

3장

자궁경부암의 발견과 증상

자궁경부암의 예방과 조기 발견
자궁경부암의 증상
암 검진의 필요성

자궁경부암의 예방과 조기 발견

자궁경부암의 예방

왜 어떤 사람은 암이 발생하고 어떤 사람은 발생하지 않는지 항상 의사들이 알 수 있는 것은 아니다. 하지만 학자들이 많은 인구집단을 대상으로 관찰하고 연구한 결과에 따르면, 우리 주변에서 일어나는 일들, 그리고 우리가 생활하면서 행하는 일들이 암의 발생과 연관이 있다는 사실을 알 수 있다.

질병을 일으킬 가능성이 있거나 증가시키는 요인을 위험 요인이라고 한다. 여러 가지 암의 위험 요인들은 회피가 가능하지만 그렇지 않은 경우가 대부분이다.

예를 들어 담배를 피우던 사람이 금연을 결정했다면 이는 암의 위험 요인을 줄이는 것이지만, 그 사람이 부모에게서 물려받은 유전자를 선택적으로 결정할 수는 없는 일이다. 흡연과 특정 유전자, 이 둘은 모두 암의 위험 요인으로 생각될 수 있다. 하지만 피할 수 있는 것은 흡연뿐이다. 예방은 위험 요인을 줄이고 보호 요인을 증가시킴으로써 암 발생의 가능성을 낮추는 것을 의미한다.

암의 많은 위험 요인들은 회피 가능하지만, 이렇게 위험 요인을 피한다고 해서 암이 발생되지 않는 것을 보장하는 것은 아니라는 점을 명심해야 한다. 또한 암 발생의 위험 요인이 있는 사람 대부분은 실제로 암이 발생하지 않는다. 다른 사람들에 비하여 암을 일으키는 요인들에 대해 더욱 민감하게 반응하는 사람들에게 암이 발생할 가능성이 높다. 따라서 실제로 효과적인 암 예방법에 대하여 의사와 상담하는 것이 중요하다.

자궁경부암은 예방이 가능한가

자궁경부는 자궁 아래에 위치하며, 질과 자궁체부를 연결한다. 자궁경부암은 대부분 오랜 시간에 걸쳐 서서히 진행한다. 자궁경부에 암이 나타나기 전에 자궁경부세포는 이형성증이라고 불리는, 이상 세포 단계를 거친다. 이후 암세포가 증식을 시작하고 자궁경부 깊숙이, 그리고 주위 조직으로 퍼져나가는 것이다.

대부분의 자궁경부암은 전암병변으로부터 시작되므로, 병의 진행을 막을 수 있는 2가지 방법이 있다. 첫 번째 방법은 전암병변을 예방하는 것이고, 두 번째 방법은 암이 되기 전 전암병변을 발견하고 치료하는 것이다.

위험 인자의 회피

자궁경부암의 전암병변은 인유두종 바이러스에 대한 노출을 회피함으로써 예방할 수 있다.

젊은 여성은 성교 시작 연령을 늦춤으로써 인유두종 바이러스 감염을 피할 수 있다. 성교 대상자의 수를 제한하고, 여러 사람과 성관계를 맺고 있는 사람과의 성교를 피하는 것도 인유두종 바이러스에 대한 노출 위험을 낮추는 방법이다.

전암병변의 발견

자궁경부암을 예방할 수 있는 두 번째 방법은 인유두종 바이러스와 전암병변을 발견하는 검사들을 시행하는 것이다. 전암병변을 치료하는 것으로 자궁경부암으로의 진행을 멈출 수 있다. 대부분 진행된 자궁경부암은 정기적인 자궁경부질 세포검사를 받지 않았던 여성에게 발견된다.

백신

자궁경부암의 원인에 대한 실마리는 1970대 후반 독일의 주르하우젠 박사가 자궁경부에 기생하는 인유두종 바이러스를 발견하면서 풀리기 시작했다. 그후 1994년 국제암연구기구는 인유두종 바이러스가 자궁암의 원인임을 공표했다. 국립보건원의 발표에 따르면 우리나라도 자궁경부암에 걸린 여성의 90% 이상이 인유두종 바이러스를 보유하고 있는 것으로 나타났다. 그러나 인유두종 바이러스에 감염되었다고 해서 모두 자궁경부암에 걸리는 것은 아니다. 이는 여성의 절반가량이 일생에 한 번쯤은 감염되는 흔한 바이러스이기 때문이다.

미국 통계에 따르면 50세 여성의 약 80% 정도가 이 바이러스에 감염된 경험이 있다. 인유두종 바이러스의 종류도 80가지가 넘는다. 그러나 모든 바이러스가 자궁경부암을 일으키는 것은 아니며, 대부분은 해가 없고 저절로 없어진다. 자궁경부암을 일으키는 바이러스는 인유두종 바이러스 16형과 18형으로, 이 두 바이러스는 자궁경부암의 3분의 2 이상을 차지한다.

대부분의 암은 그 원인이 밝혀지지 않고 있다. 그러나 유일하게 자궁경부암은 인유두종 바이러스 감염으로 발병되는 것으로 알려졌다. 이 바이러스의 감염을 차단하면 암을 예방할 수 있다는 이야기다.

최근 자궁경부암 발생의 주요 원인인 인유두종 바이러스 16, 18형의 발생을 예방하는 인유두종 바이러스 백신이 개발되었다. 미국계 제약회사에서 개발한 자궁경부암 예방백신은 지난 2년간의 임상실험 결과를 통해, 암 유발 바이러스를 100% 차단하는 것으로 입증되었다.

현재 미국 식품의약품안전청[FDA]의 '최우선 심사 대상'으로 선정되어, 2006년 6월 승인을 받았고 머지 않아 상용화에 들어갈 예정이다. 우리나라에서의 상용화 시기는 2007년으로 내다보고 있다. 자궁경부암 예방백신은 6개월에 걸쳐 3회 접종을 하게 되고 접종 연령은 26세 이하의 성경험이 없는 여성들을 대상으로 한다.

그렇다면 한 번 접종 후 평생 예방이 가능한 것일까? 이에 대해서는 아직 확인된 바 없다. 현재까지 임상실험을 통해 한 번의 접종으로 4~5년 동안은 예방이 지속되는 것이 입증되었다.

암을 막기 위한 백신이 개발돼 시판 허가를 받은 것은 세계 최초로, 향후 다른 종류의 암과 후천성면역결핍증(에이즈) 등 예방이 어려웠던 난치병들에 대한 백신도 개발될 수 있을 것이라는 기대감이 커지고 있다.

자궁경부암은 주로 성관계에서 감염되는 인유두종 바이러스 때문에 발병하는데, 이 백신을 9~26세 여성에게 접종할 경우 인유두종 바이러스 감염을 막아 자궁암을 예방해주는 효과가 있다.

자궁암의 발병 원인 가운데 70%가량을 차지하는 2종류의 인유두종 바이러스 예방에서 자궁경부암 예방백신이 100%의 효능을 보였다. 또한 또 다른 인유두종 바이러스 2개 변종에 대한 예방률도 99%에 이른 것으로 임상시험에서 확인됐다고 밝혀졌다. 지금까지 통용된 암 예방접종은 B형 간염 백신을 접종해 간암 발병률을 낮추는 정도였으며, 직접 암을 겨냥한 백신이 승인된 것은 처음이다.

성인 여성의 절반은 적어도 일생에 한 번 이상은 인유두종 바이러스에 감염되는 것으로 추정되며, 해마다 전세계에서 자궁암으로 숨지는 여성은 24만~29만 명에 이른다. 미국에서는 예방효과를 높이기 위해 10대 여학생들의 접종을 의무화해야 한다는 주장도 있지만 순결교육을 강조하는 기독교 단체들의 반발로 논란이 벌어지고 있다. 또 비싼 가격 때문에 정작 자궁암 발병률이 높은 개발도상국과 빈곤국 여성들은 혜택을 보기 힘들 것이라는 비판도 많다. 하지만 앞으로 젊은 여성과 어린이들이 백신을 맞으면 감염을 막아 80% 정도 예방이 가능할 것으로 기대된다.

미국암학회의 자궁경부암 조기 발견을 위한 지침

모든 여성은 성교를 시작하고 3년이 지나면 (21세를 넘기지 말고) 자궁경부암 선별검사를 시작해야 한다. 선별검사로 자궁경부질 세포검사를 매년 시행하거나 새로운 액상 자궁경부질 세포검사를 2년마다 시행해야 한다.

30세가 되고 자궁경부질 세포검사가 3번 연속적으로 정상일 경우, 통상적인 자궁경부질 세포검사 혹은 액상 자궁경부질 세포검사를 2년이나 3년에 1번씩 시행한다. 단, 태아 때 DES에 노출되었던 여성, 인유두종 바이러스에 감염된 여성, 장기 이식이나 화학 요법 혹은 만성 스테로이드 사용으로 면역계가 약화된 여성 등 위험 인자를 가진 여성은 매년 검사를 받아야 한다.

30세 이상 여성에 대한 또 하나의 지침은 통상적인 자궁경부질 세포검사 혹은 액상 자궁경부질 세포검사를 3년에 1번씩 시행하면서 동시에 인유두종 바이러스에 대한 DNA 검사를 시행하는 것이다.

70세 이상의 여성으로서 자궁경부질 세포검사가 3번 이상 연속으로 정상이거나 이전 10년간 정상이었다면 자궁경부암 선별검사를 중단할 수 있다. 자궁경부의 전암병변이나 자궁경부암이 아닌 다른 이유(자궁근종, 자궁선근증 등)로 전자궁 절제술을 받은 여성은 자궁경부암 선별검사를 중단할 수 있다. 자궁경부를 남기고 자궁 절제술을 받은 여성은 앞에서 언급된 선별검사 지침을 따라야 한다.

임신과 분만을 더 이상 하지 않는다는 이유로 자궁경부암 선별검사를 받지 않는 것은 잘못된 생각이다. 자궁경부암 선별검사가 다른 선별검사에 비하여 성공적으로 암을 예방할 수 있었던 것은 사실이지만, 그렇다고 완벽한 것은 아니다. 이는 자궁경부질 세포검사를 사람이 한다는 제한점이 있기 때문이다. 따라서 모든 검사마다 수십만 개의 세포에 대한 정확한 분석을 하는 것은 현실적으로 불가능하다.

■ 자궁경부암 선별검사의 정확도를 높이기 위한 방법
- 자궁경부암 선별검사 2일 전부터는 뒷물을 하지 않는다.
- 자궁경부암 선별검사 2일 전부터는 성관계를 하지 않는다.
- 자궁경부암 선별검사 2일 전부터는 탐폰이나 윤활제, 기타 다른 종류의 질정이나 크림을 질에 사용하지 않는다.

생리기간 동안 선별검사가 예정되어 있으면 연기한다. 최근에 개발된 액상 자궁경부질 세포검사는 생리와 관계없이 선별검사가 가능하다.

골반 검진과 자궁경부질 세포검사

많은 여성들이 골반 검진과 자궁경부질 검사를 혼동한다. 골반 검진은 여성 정기 검진 항목의 하나다. 의사는 골반 검진으로 자궁과 난소를 포함한 생식기를 보고 느끼며 성병에 대한 검사를 시행할 수 있다. 하지만 골반 검진으로는 초기 자궁경부암이나 자궁경부의 이상 세포를 발견할 수 없다.

　자궁경부질 세포검사는 골반 검진 이전에 시행하며, 특별한 기구로 자궁경부를 부드럽게 긁거나 솔질하여 검사에 필요한 세포를 얻는다. 골반 검진으로 다른 종류의 암이나 생식기의 이상을 발견할 수는 있지만, 조기 자궁경부암이나 전암병변에 대한 정보를 얻을 수 있는 검사는 자궁경부질 세포검사다.

자궁경부암의 증상

정상적인 자궁경부 세포가 전암병변으로 변화할 때는 대부분 증상이 없다. 따라서 이러한 전암성 변화가 일어나더라도 정기적인 부인과 검진이나 자궁경부질 세포검사를 시행하지 않으면 발견되지 않는다. 즉, 이상 세포들이 암세포로 변화하고 주변 조직을 침범할 때까지는 증상이 대부분 나타나지 않는다.

자궁경부암의 증상 가운데 가장 흔한 것이 비정상적 질출혈이다. 질출혈은 성관계 이후, 질 세척 이후, 혹은 부인과적 골반 검진 이후에 나타난다. 출혈은 정상적인 생리주기 사이에도 나타날 수 있는데, 평소에 비하여 생리양이 더 많아지거나 기간이 길어지기도 한다. 폐경 이후의 질출혈 역시 자궁경부암 증상 가운데 하나이며, 질 분비물의 양이 증가하는 것도 자궁경부암의 또 다른 증상이다.

다음에 설명하는 증상들은 암이 직접 일으키거나 혹은 암이 일으키는 다른 건강상의 문제로 나타날 수 있다. 물론 이러한 증상들은 자궁경부암이 아닌 상황에서도 나타날 수 있다. 가령, 감염이 있어도 통증이나 출혈이 있을 수 있다. 따라서 이 증상 가운데 어느 하나라도 있을 경우 즉시 부인과 의사를 찾는 것이 중요하다. 이러한 증상들을 무시하는 것은 병을 키우고 결국은 적절한 치료 시기를 놓치게 되기 때문이다. 따라서 증상이 나타나기 전에 정기적으로 부인과 의사에게 진찰을 받는 것이 가장 바람직하다.

자궁경부암 초기에는 대부분 증상이 없다. 정기적으로 선별검사를 받는 여성의 경우, 병의 첫 징후로 대부분 자궁경부질 세포검사의 이상을 들 수 있다. 자궁경부암의 증상으로는 다음과 같은 것들이 있다.

- 비정상적 질출혈(성관계 이후의 출혈, 생리주기 사이에 나타나는 출혈, 생리양의 증가)
- 비정상적 질 분비물(노란색, 냄새가 심함)
- 허리 하부의 통증
- 성관계 시의 통증
- 배뇨통

자궁경부암이 다른 장기로 전이될 경우, 전이된 장기에 특이한 증상이 나타날 수 있다. 직장을 침범할 경우 변비가 혈변을 유발할 수 있고, 방광을 침범할 경우 혈뇨가 나타나며, 요관을 침범할 경우 소변량이 줄며 옆구리 통증이 나타나기도 한다.

자궁경부암의 선별검사

선별검사란 무엇인가

선별검사란, 환자가 증상을 느끼기 이전에 암을 찾는 검사를 말한다. 즉, 증상이 나타나기 이전인 세포 단계에서 이상이 있을 때 미리 발견하는 것이 목적이다. 선별검사를 통하여 암을 초기에 진단할 수 있는데, 만일 이상 세포나 암세포가 일찍 발견된다면 치료는 좀더 쉬워진다. 증상이 나타났다면 암은 이미 다른 장기로 전이를 시작했을 가능성이 높다. 암의 선별검사는 암을 조기에 발견함으로써 암으로 인한 사망률을 낮추는 것이 궁극적인 목표다.

과학자들은 어떤 사람에게 암이 더욱 잘 발생하는지를 밝히기 위해 노력하고 있다. 사람들이 평소에 하는 일이나 우리를 둘러싸고 있는 환경 가운데 어느 것이 암을 일으키는지 알아내기 위해 연구하기도 한다. 의사들은 이러한 정보를 토대로 어떤 사람들이 암에 대하여 선별검사를 받아야 하고, 어떤 선별검사법을 얼마나 자주 시행해야 하는지 판단한다. 만일 선별검사에서 이상이 있을 경우, 암 진단을 위한 진단적 검사가 시행된다.

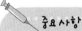

중요사항

자궁경부암에 대한 일반적인 정보
자궁경부암은 자궁경부 세포에서 생기는 악성종양이다.
인유두종 바이러스 감염이 자궁경부암 발생의 가장 중요한 위험 인자다.

자궁경부암의 선별검사

자궁경부암의 선별검사는 자궁경부암으로 인한 사망률을 감소시키는데 극적으로 기여했다. 미국에서는 자궁경부질 세포검사를 시행함으로써 검사를 받지 않아 사망할 가능성이 있던 환자의 약 70%의 생명을 구할 수 있었다는 보고가 있다. 하지만 여전히 많은 사람들이 조기 진단의 중요성을 간과해 주변 장기까지 전이된 뒤 병원을 찾는다.

2006년 3월 한국여자의사회에서 10~60대 여성 186명을 대상으로 조사한 자료에 따르면 66.1%의 여성은 자궁경부암 선별검사를 받지 않는 것으로 조사되어 조기 진단과 선별검사의 중요성에 대한 홍보와 교육의 중요성이 강조되고 있다.

가장 중요한 사항은 여성이면 누구나 규칙적인 검사를 받아야 한다는 것이다. 자궁경부암 선별검사를 받는 여성은 받지 않는 여성에 비하여 극적으로 자궁경부암 발생이 감소한다는 것은 이미 알려진 사실이다.

자궁경부질 세포검사는 자궁경부와 질 표면에 있는 세포를 모아 판독하는 검사다. 면봉, 솔 혹은 작은 나무막대로 자궁경부와 질을 부드럽게 돌려 세포를 얻는다. 이렇게 얻은 세포에 이상 세포가 없는지 확인하기 위하여 현미경으로 검사를 한다. 이 검사는 흔히 '팝 스미어'라고 부른다. 자궁경부질 세포검사를 받기 전 기억해야 할 사항으로는 생리가 완전히 끝나고 2주 이후에 검사를 받는 것이 좋으며, 성관계를 가졌을 경우 48시간 이후에 검사를 받는 것이 정확한 검사를 위하여 권장되고 있다.

최근에는 진단의 정확성을 높이기 위해 유리 슬라이드에 세포를 도말

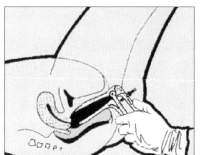
자궁경부질 세포검사를 위한 질경 삽입

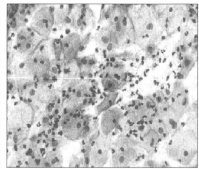
자궁경부질 세포검사의 슬라이드 사진

하기 전, 액체 속에 세포들을 보관하는 새로운 검사법이 개발되어 사용되고 있다. 자궁경부질 세포검사에서 이상이 나온 경우 인유두종 바이러스의 DNA 검출 검사를 시행하기도 하는데, 이는 자궁경부암이 대부분 인유두종 바이러스 감염과 연관되어 있고, 이 검사로 향후 치료 계획을 세우는 데 도움이 되기 때문이다.

새로운 자궁경부암 선별검사로 액상 자궁경부질 세포검사가 있다. 이 검사는 점액이나 세균, 곰팡이, 그리고 농 등을 제거하고 자궁경부 세포만 균일하게 슬라이드에 도말할 수 있는 장점이 있다. ThinPrep 혹은 AutoCyte라는 상품명으로 임상에서 사용하고 있으며, 비용은 기존의 자궁경부질 검사에 비하여 높지만, 세포의 변형을 방지하고 반복 검사를 피할 수 있으며 이상 세포의 발견율이 높아 그 사용이 증가하고 있다.

액상 자궁경부질 세포검사 기구(Thinprep)

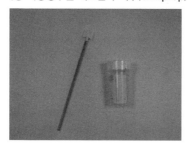

기존 자궁경부질 세포검사의 현미경 사진　액상 자궁경부질 세포검사의 현미경 사진

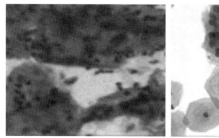 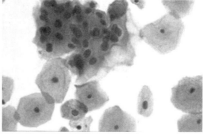

　　자궁경부질 세포검사의 단점을 보완하는 다른 방법으로 컴퓨터를 이용
한 판독법이 있다. 이것은 AutoPap이라는 검사로 미국 식품의약품 안전
청[FDA]의 승인을 받아 사용되고 있다. 그러나 이 역시 완벽한 방법은 아니
어서 병리과 의사의 확인을 거쳐야 한다.

중요사항

선별검사는 서로 다른 종류의 암을 선별하기 위하여 시행된다.
자궁경부질 세포검사는 자궁경부암 선별검사에 가장 흔히 사용된다.

자궁경부암 선별검사의 제한점

선별검사에 대한 결정을 내리는 것은 어렵다. 모든 선별검사가 도움이 되지 않는 반면, 대부분 위험성을 가지고 있다. 선별검사를 받기 전, 그 검사에 대하여 주치의와 상담하고 싶은 것이 있을 것이다. 자신이 받을 검사가 암으로 인한 사망 위험성을 낮추는 것이 입증되었는지 아는 것은 중요하다. 자궁경부암 선별검사가 가지는 제한성으로는 위음성과 위양성이 있다.

위음성

실제로 자궁경부암이 있는데도 선별검사는 정상으로 나올 수도 있다. 즉, 실제로는 암이 있는데도 불구하고 검사 결과가 정상으로 나오는 것을 위음성이라고 하며, 이 경우 치료 시기가 늦어질 수도 있다.

위양성

실제로 자궁경부암이 없는데도 선별검사가 이상으로 나올 수도 있다. 즉, 실제로는 암이 없는데도 불구하고 검사 결과가 이상으로 나오는 것을 위양성이라고 하며, 암에 대한 불안감이 생기거나 실제로는 필요하지 않은 진단적 검사를 받을 수도 있다.

중요사항

선별검사는 나름대로 제한점이 있다.
자궁경부암 선별검사의 위험성으로는 위음성과 위양성이 있다.

자궁경부암 선별검사 시작 시기와 주기

성관계를 시작하고 3년 이내에 최소 2년 혹은 3년에 1번씩 자궁경부질 세포검사를 받는 여성의 자궁경부암으로 인한 사망률이 감소한다는 연구 결과들이 있다. 자궁경부암 선별검사의 대상과 검사 주기에 대하여 대한산부인과학회와 국립암센터에서 공동으로 정한 조기 검진안은 다음과 같다.

자궁경부암 조기 검진 권고안(대한산부인과학회, 국립암센터: 2001. 5. 3.)

> 성경험이 있거나 만 20세 이상의 모든 여성(단, 성경험이 없는 경우는 제외).
> 1년에 1번씩 부인과 진찰과 자궁경부질 세포검사.
> 단, 검사 주기는 필요성에 따라 산부인과 전문의의 판단에 의하여 조절될 수 있음.
> 예방과 조기 검진의 개념에 대한 교육은 건강증진 프로그램이나 청소년의 성교육에 포함되어야 한다.

자궁경부질 세포검사에 이상이 있거나 인유두종 바이러스 검사가 양성으로 나올 경우, 부인종양 전문의들은 질확대경 검사를 시행한다. 즉, 자궁경부질 세포검사를 시행한 후, 조명기구와 확대경을 갖춘 질확대경으로 자궁경부의 이상을 눈으로 확인하고 사진으로 촬영하며, 필요하면 자궁경부나 질의 조직 검사를 한다.

부인과에서 시행하는 골반 검진은 질과 자궁경부, 그리고 주변 기관들을 직접 육안으로 검사하고 양손으로 촉진하는 것이다. 육안으로 검사하는 것을 시진이라고 하며, 질경이라고 하는 기구를 질 안에 삽입하여 검사한다. 다음으로 장갑을 착용한 손가락을 질 안에 넣고 다른 손은 배 위에 두어 두 손으로 골반의 기관들을 만져서 시행하는 것을 촉진이라고 한다. 골반 검진으로 자궁과 질뿐 아니라 난소의 크기와 형태도 파악할 수 있다. 최근에는 초음파 검사로 골반 내의 기관들을 간접적으로 볼 수 있지만, 골반 검진은 초음파 검사와는 별도로 반드시 시행해야 하는 검사다.

만일 저등급 자궁경부 상피내종양이 발견될 경우, 자궁경부질 세포검사를 3~6개월 후에 반복하고 인유두종 바이러스 감염에 대한 검사를 시행한다. 고등급 자궁경부 상피내종양이 발견될 경우, 질확대경 검사와 자궁경부 조직에 대한 생검을 시행한다. 생검한 자궁경부 조직은 병리과에서 현미경적 진단을 한다.

침윤성 자궁경부암이 의심되거나, 질확대경 검사와 자궁경부질 세포검사의 결과가 서로 다를 경우 원추형 생검 혹은 내자궁경부 소파술을 시행한다. 원추형 생검은 자궁경부를 원추형으로 절제하여 암세포나 상피내종양의 존재를 검사하는 것이고, 내자궁경부 소파술은 자궁경관의 표면 상피를 얻어 검사하는 것이다.

■ 암 검진의 필요성

암 검진은 일반적으로 신체적 이상이나 증상이 없고 스스로 건강하다고 생각될 때, 검사를 받음으로써 병을 조기에 발견하여 치료하고자 하는 것이다. 검진을 통하여 암을 조기에 발견, 치료하면 완치율을 크게 높일 수 있다.

많은 사람들이 암을 불치병 혹은 난치병으로 생각하는 이유는 이처럼 치료가 가능한 초기에 병원에 오는 것이 아니라 상당히 진행되어 증상이 있을 때 병원을 찾기 때문이다. 환자가 이상 증상을 느끼고 병원을 찾을 때는 이미 수술로 제거할 수 없을 만큼 암이 커져 있거나 다른 조직으로 전이가 된 경우가 많다.

암은 상당히 진행될 때까지도 특이 증상이 없을 수 있으며, 암이 진행되어 나타나는 증상들도 평소 흔히 경험해오던 증상들과 비슷하기 때문에 치료 시기를 놓치는 경우가 많다. 따라서 예방으로 암의 발생을 줄이고 설령 암이 발생했더라도 조기에 검진을 받아 치료하면 암으로 인한 사망을 크게 줄일 수 있다. 특히 한국인에게 흔한 위암, 간암, 대장암, 유방암, 자궁경부암 등은 비교적 쉽게 검진을 받을 수 있으며, 조기에 발견하여 치료받을 경우 대부분 완치가 가능하다.

자궁경부암은 암 검진으로 전암단계의 병변을 발견하여 치료함으로써 암 발생 자체를 줄일 수 있다. 암으로 인한 환자와 가족의 고통과 부담을 크게 감소시킬 수 있는 암 조기 검진은 암 사망을 줄이기 위한 가장 중요한 방법이다.

암 검진에 대한 권고안

암 검진은 암종의 특성(발생, 사망 빈도와 분포, 임상적 특성 등), 대상자의 특성(성, 연령, 유전소인, 선행질환 유무 등), 효율적인 검사 방법의 존재 유무와 그 수행 방법 등 다양한 요인을 고려하여 이루어진다.

이에 지난 2001년 국립암센터와 관련 학회(대한위암학회, 한국유방암학회, 대한산부인과학회, 대한간학회, 대한대장항문학회)가 중심이 되어 한국인에게 적합한 표준적인 검진 권고안을 개발하여 권고했다.

5대 암 검진 권고안은 다음과 같다.

5대 암 검진 권고안

	검진 대상	검진 주기	검진 방법
위암	40세 이상 남녀	2년	위장 조영촬영 또는 위 내시경 검사
간암	30세 이상 남성, 40세 이상 여성으로 간경변증이나 B형 간염바이러스 항원 또는 C형 간염바이러스 항체 양성으로 확인된 자	6개월	간초음파 검사+ 혈청알파태아단백 검사
대장암	50세 이상 남녀	5~10년	대장내시경 검사 또는 이중조영바륨 검사 +S결장경 검사
유방암	30세 이상 여성	매월	유방자가검진
	35세 이상 여성	2년	유방임상진찰
	40세 이상 여성	2년	유방촬영술 +유방임상진찰
자궁경부암	20세 이상 여성	1년	자궁경부질 세포검사 또는 성경험이 있는 여성

이상에서 소개한 암종별 검진 권고안은 일반인을 대상으로 한 것이며, 국가에서 실시하고 있는 암 검진사업과는 다소 차이가 있다. 국가암조기검진사업에서 활용되는 5대 암 검진 프로그램은 다음과 같다.

5대 암 검진 프로그램

	검진 대상	검진 주기	검진 방법
위암	40세 이상 남녀	2년	위장 조영촬영 또는 위 내시경 검사
간암	40세 이상 남녀로 간경변증이 B형 간염바이러스 항원 또는 C형 간염바이러스 항체 양성으로 확인된 자	6개월	간초음파 검사+ 혈청알파태아단백 검사
대장암	50세 이상 남녀	1년	분변잠혈반응 검사 (대변검사): 이상소견 시 대장내시경 검사 또는 이중조영바륨관장 검사
유방암	30세 이상 여성	매월	유방자가검진
	40세 이상 여성	2년	유방촬영술 +유방임상진찰 권장
자궁경부암	30세 이상 여성	2년	자궁경부질 세포검사

Point

예방

대부분의 자궁경부암은 전암병변으로부터 시작되므로, 병의 진행을 막을 수 있는 2가지 방법이 있다. 첫 번째 방법은 전암병변을 예방하는 것이고, 두 번째 방법은 암이 되기 전 전암병변을 발견하고 치료하는 것이다.

백신

최근 자궁경부암 발생의 주요 원인인 인유두종 바이러스 16, 18형의 발생을 예방하는 인유두종 바이러스 백신이 개발되었다. 미국계 제약회사에서 개발한 자궁경부암 예방백신은 지난 2년간의 임상실험 결과를 통해, 암 유발 바이러스를 100% 차단하는 것으로 입증되었다.

자궁경부암 예방백신은 6개월에 걸쳐 3회 접종을 하게 되고 접종 연령은 26세 이하의 성경험이 없는 여성들을 대상으로 한다.

증상

자궁경부암 초기에는 대부분 증상이 없다. 정기적으로 선별검사를 받는 여성의 경우, 병의 첫 징후로 대부분 자궁경부질 세포검사의 이상을 들 수 있다. 자궁경부암의 증상으로는 비정상적 질출혈, 비정상적 질 분비물, 허리 하부의 통증, 성관계 시의 통증, 배뇨통 등이 있다.

조기 검진

자궁경부암은 암 검진으로 전암단계의 병변을 발견하여 치료함으로써 암 발생 자체를 줄일 수 있다. 암으로 인한 환자와 가족의 고통과 부담을 크게 감소시킬 수 있는 암 조기 검진은 암 사망을 줄이기 위한 가장 중요한 방법이다.

4장

자궁경부암의 진단과 병기

자궁경부암의 진단
자궁경부암의 병기

자궁경부암의 진단

진단 과정

자궁경부암으로 진단되면 암에 대한 병기 설정을 한다. 자궁경부암의 병기 설정은 임상적으로 하며, 골반 검진, 혈액검사, 그리고 영상검사를 종합하여 병기 설정을 한다. 혈액검사는 일반 혈액검사와 일반 화학검사를 통하여 신장과 간의 기능을 평가한다. 영상검사로는 다음과 같은 검사를 시행한다. 일반 흉부촬영으로 암세포가 폐로 전이되었는지 검사하며, 방광경과 직장경 검사로 방광과 대장으로의 전이를 확인한다. 또한 임상적 병기 설정에는 포함되지 않지만 복부와 골반에 대한 전산화 단층촬영이나 자기공명영상촬영으로 간, 림프절, 그리고 다른 기관으로의 전이를 파악한다.

병력 청취와 이학적 검진

본인과 가족들의 병력을 완전히 파악하는 것이 중요하다. 여기에는 자궁경부암의 위험 인자와 증상에 대한 정보도 포함된다. 완전한 이학적 검진을 통하여 본인의 일반적 건강상태를 평가하게 된다.

자궁경부질 검사에 이상이 있을 경우 시행하는 검사들

자궁경부질 세포검사는 진단적 검사가 아닌 선별검사이므로, 결과에 이상이 있을 때에는 전암병변이나 암이 있는지 확인하기 위하여 질확대경 검사와 생검, 그리고 내자궁경부 소파술 등의 검사를 시행한다.

질확대경 검사

자궁경부암을 시사하는 증상이 있거나 자궁경부질 세포검사에서 이상 세포가 발견된 경우, 질확대경 검사가 필요하다. 부인종양 전문의들은 쌍안경과 유사한 질확대경을 통하여 자궁경부의 표면과 모습을 관찰하고 필요할 경우 생검도 시행한다. 질확대경 검사는 통증이 없으며, 부작용도 없고 안전하여 임신을 했을 때에도 시행할 수 있다.

만일 자궁경부에 이상 부위가 보이면 조직의 일부를 떼어 검사하는 생검을 시행한다. 생검으로 얻어진 조직은 현미경적 진단을 위하여 병리의사에게 전해진다. 생검은 이상 부위가 전암병변인지, 실제로 암인지, 아

질확대경(좌측)과 질확대경으로 촬영한 자궁경부 사진

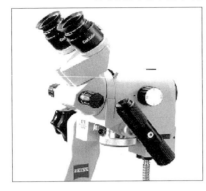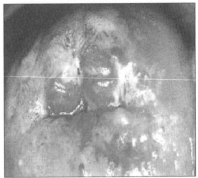

니면 둘 다 아닌지를 확실하게 진단할 수 있는 유일한 방법이다.

질확대경 검사를 통한 생검은 우선 자궁경부에 대한 생검을 위하여 질
확대경 검사를 통해 이상이 있는 부위를 먼저 찾는다. 그리고 생검겸자를
이용하여 자궁경부 표면의 이상 부위를 약 0.5센티미터 정도의 크기로

생검겸자

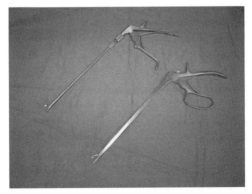

잘라낸다. 생검 과정에서 약간의 복부 불편감과 잠깐 동안의 통증이 있을 수 있으며, 이후에도 약간의 출혈이 있을 수 있다.

내자궁경부 소파술

내자궁경부 소파술은 대부분 질확대경 생검과 동시에 시행된다. 큐렛 curette이라고 하는 가는 기구를 내자궁경부로 넣어서 내자궁경관 표면상피의 일부를 긁어 조직을 얻는다. 질확대경 검사로는 자궁경부의 바깥 부분만 볼 수 있으므로, 육안으로 보이지 않는 내자궁경부의 전암병변이나 암을 찾아내기 위하여 이 방법을 사용한다.

원추형 생검

자궁경부 원추형 절제술로도 알려져 있으며, 자궁경부를 원뿔 모양으로 절제하는 시술이다. 외자궁경부가 원뿔의 바닥을 형성하며, 내자궁경

원추형 생검

관이 원뿔의 꼭지를 형성한다. 외자궁경부와 내자궁경부의 경계선인 전환대Transformation Zone가 원뿔형 생검 부위 안에 포함된다. 자궁경부의 전환대는 자궁경부의 전암병변과 암이 가장 많이 발생하는 부위다.

원추형 생검은 진단뿐 아니라 치료 목적으로도 사용 가능하므로, 전암병변이나 아주 초기의 암 부위를 완전히 제거하는 데 사용한다. 원추형 생검 방법에는 고리전기 절제술(The Loop Electrosurgical Excision Procedure [LEEP] 혹은 Large Loop Excision of the Transformation Zone[LLETZ])과 저온칼 원추형 생검Cold Knife Cone Biopsy의 2가지 방법이 있다.

고리전기 절제술

고리전기 절제술(LEEP 또는 LLETZ)은 전류로 데워진 고리를 이용하여 조직을 제거하는 방법이다. 이 시술을 받는 동안 마취를 하게 된다. 시술은 간단하여 10분도 채 걸리지 않는다. 시술 중 그리고 시술 후에 약간의 경

고리전기 절제술 기구

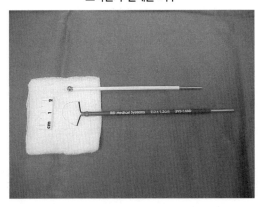

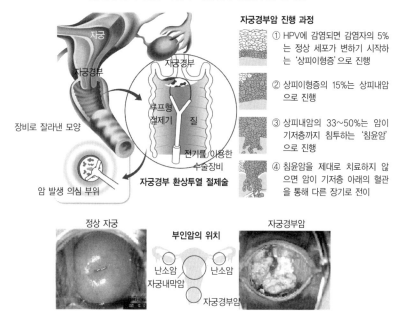

자궁경부암의 진행 과정과 자궁경부 환상투열 절제술

자궁

자궁경부

자궁경부

루프형
절제기   질

전기를 이용한
수술장비

자궁경부 환상투열 절제술

장비로 잘라낸 모양

암 발생 의심 부위

자궁경부암 진행 과정

① HPV에 감염되면 감염자의 5%는 정상 세포가 변하기 시작하는 '상피이형증'으로 진행

② 상피이형증의 15%는 상피내암으로 진행

③ 상피내암의 33~50%는 암이 기저층까지 침투하는 '침윤암'으로 진행

④ 침윤암을 제대로 치료하지 않으면 암이 기저층 아래의 혈관을 통해 다른 장기로 전이

정상 자궁

부인암의 위치

자궁경부암

난소암   난소암
자궁내막암
            자궁경부암

런통이 있을 수 있고, 몇 주 동안 약간의 출혈이 지속될 수 있다.

저온칼 원추형 생검

수술용 칼이나 레이저를 이용하여 조직을 제거하는 것이다. 역시 시술 중 그리고 시술 후에 약간의 경련통이 있을 수 있고, 몇 주 동안 약간의 출혈이 지속될 수 있다.

그 외에 이상 세포가 있는 부위를 파괴하는 방법으로 냉동수술과 레이저 수술이 있다. 냉동수술은 액화질소로 냉각된 탐색자로 세포를 얼려 파괴하는 방법이다. 레이저 수술은 높은 에너지의 빛을 이상 조직에 집중시켜 태우는 방법이다.

이러한 치료법들은 전암병변을 파괴하고 암으로 진행하는 것을 막는데 대부분 효과적인 방법이다. 치료 후에는 재발을 미리 발견하기 위하여 외래에서 정기적인 추적관찰이 필요하다.

방광경 검사와 직장경 검사

방광경 검사와 직장경 검사는 생검에서 암으로 진단되고, 특히 암이 진행되었다고 판단될 때 임상적 병기 설정을 위하여 시행한다.

방광경 검사는 요도를 통하여 방광 안으로 내시경을 넣어 암이 요도와 방광에서도 자라고 있는지 확인하는 검사다. 방광경 검사 도중 의심되는

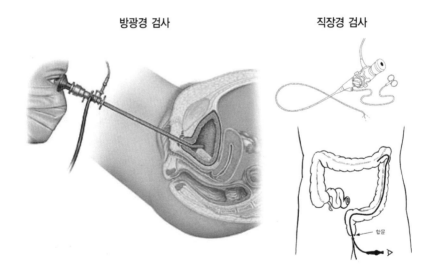

방광경 검사　　　　　　　　　　직장경 검사

부위를 생검할 수도 있다. 대부분 국소마취를 하고 시행한다.

직장경 검사 또한 자궁경부암이 직장으로 침범하였는지를 보기 위한 검사로, 역시 필요할 경우 생검을 시행한다.

영상검사

자궁경부암이 진단되면 여러 종류의 영상검사를 한다. 영상검사로 자기공명영상^{MRI}이나 전산화 단층촬영^{CT}은 임상적 병기 설정 방법에 포함되는 것은 아니지만 진단과 치료를 결정하는 데 중요한 정보를 제공한다.

1) 단순 흉부촬영

단순 흉부촬영은 암이 폐로 전이되었는지 알아보기 위해 시행하지만, 병이 상당히 진행하기 전까지는 대개 발견되지 않는다. 외래에서도 시행할 수 있다.

2) 전산화 단층촬영

전산화 단층촬영$^{Computed\ Tomography(CT)}$은 신체의 단면을 좀더 자세히 보기 위하여 시행하는 방사선 촬영술이다. 침대에 누우면 스캐너가 몸 주위를 회전하면서 여러 장의 사진을 촬영하고, 이 사진들을 컴퓨터가 합성하여 신체의 단면을 영상으로 보여준다. 기본 촬영 후에는 정맥으로 조영제를 주사하게 되는데, 조영제는 신체의 구조물을 더욱 잘 구분짓는 데 도움이 된다. 경우에 따라서는 조영제를 마시기도 하는데, 장 조영제는 일부 사람들에게 알레르기 반응을 일으킬 수 있으므로, 과거에 조영제 알레르기

전산화 단층촬영

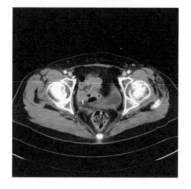

를 경험하였던 사람들은 반드시 이 사실을 의료진에게 알려야 한다. 최근
에는 수초 이내에 촬영을 마칠 수 있는 나선형 전산화 단층촬영 기계가
보급되어 임상에서 사용되고 있다.

전산화 단층촬영은 종양의 위치, 모습, 그리고 크기에 대한 자세한 정
보를 제공하며, 크기가 커진 림프절을 찾는 데 도움을 주기도 한다.

3) 자기공명영상

자기공명영상Magnetic resonance imaging(MRI)은 전산화 단층촬영에 비하여 좀더
정확한 자궁경부암의 정보를 제공한다. 자기공명영상은 골반에 발생한
종양과, 뇌 혹은 척수로 전이된 암을 발견하는 데 도움을 준다. 자기공명
영상은 방사선이 아니라 강력한 자기장을 이용하여 촬영을 한다. 전산화
단층촬영처럼 단면영상만 보여주는 것이 아니라, 몸의 장단면과 평행한
영상을 보여줄 수도 있다. 전산화 단층촬영처럼 조영제를 사용하기도 하

자기공명영상

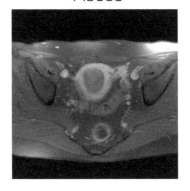

지만, 자주 사용하지는 않는다. 촬영시간은 약 1시간 정도 소요되며, 원통형으로 생긴 기계 속에 누운 상태에서 촬영하므로, 밀폐공포증이 있을 경우 불안을 일으키기도 한다. 또한 상당히 시끄러운 소음을 일으키므로 귀마개를 하고 촬영을 해야 한다. 심박동기를 가지고 있는 사람은 촬영할 수 없는 단점이 있다.

4) 양전자방출 단층촬영술

양전자방출 단층촬영술Positron Emission Tomography(PET)은 방사성 동위원소를 포함한 포도당을 이용한 검사로, 세포의 대사를 이용한 검사다. 암세포는 많은 양의 포도당을 섭취하는데, 특별히 제작된 카메라로 포도당 속의 방사성 동위원소를 검출하여 암의 위치를 파악하게 된다.

PET 검사는 암이 림프절을 따라 전이하는 경우 유용하며, 전신 검사이므로 다른 검사에 비하여 유용하다. 최근에는 PET과 CT를 병용하여 미

양전자방출 단층촬영술(위)과 전산화 단층촬영 영상과의 결합(아래)

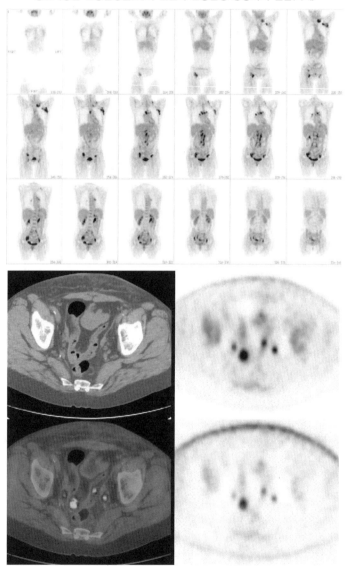

세한 종양까지 검출할 수 있는 기계가 개발되어 사용되고 있다.

5) 정맥신우조영술

정맥신우조영술^{Intravenous Pyelogram(IVP)}은 자궁경부암이 커지거나 골반림프절
로 전이하여 신장과 방광 사이의 요관을 누르거나 막는 변화로 인한 요로
계의 변화를 보기 위한 검사다. 정맥으로 조영제를 주사한 후 시간의 변
화에 따른 요로계의 모습을 관찰한다. 이 조영제는 혈액 속에 있다가 신
장을 거쳐 요관과 방광을 통해 몸 밖으로 배출된다.

정맥신우조영술

■ 자궁경부암의 병기

자궁경부암의 병기 설정

암이 어디까지 멀리 퍼졌는가를 확인하는 과정이 병기 설정이다. 종양이 얼마나 큰지, 자궁경부 주위로 종양이 얼마나 깊이 침윤했는지, 그리고 림프절이나 다른 장기로의 전이가 있는지에 대한 검사를 종합하여 정보를 얻는다. 암에서의 병기는 적절한 치료 계획을 세우는 데 가장 중요한 인자이므로, 병기 설정은 대단히 중요하다. 병기는 의료진에게 암의 전파 정도를 요약해주는 하나의 지표가 된다.

자궁경부암의 병기 설정은 FIGO^{International Federation of Gynecology and Obstetrics}에서 정한 방법으로 정하며, 이 분류는 자궁경부암을 0~4기까지 분류한다. FIGO 병기 설정법은 수술에 의한 병기 설정이 아니라 임상적인 병기 설정을 하는데 의사의 신체검진과 방광경, 직장경 등의 몇 가지 검사에 의해서 병의 진행 정도를 평가하는 것이다.

수술이 시행되면 의사가 처음에 생각한 것보다 암이 더 진행한 것으로 나타날 수도 있다. 이렇게 수술을 통하여 얻어진 새로운 정보들을 통해 치료 방침을 바꿀 수는 있지만, 환자의 FIGO 병기는 변하지 않는다. 다른 종류의 암(예를 들어 자궁내막암, 난소암 등)에서는 암이 주변 림프절로의 전이여부가 병기 설정에 고려되지만, 자궁경부암의 림프절 전이 여부는 병기 설정에 포함되지 않는다.

Stage 0: 상피내암종을 말한다. 자궁경부 표면에 있는 상피세포에서만 암종이 관찰되는 것으로 자궁경부의 깊은 조직으로는 침윤하지 않은 상태다.

Stage I: 암세포가 자궁경부에 국한된 상태다.

Stage IA: Stage I의 초기로 현미경으로만 암세포가 관찰되는 것을 말한다.

Stage IA1: 암세포의 침윤 깊이가 3밀리미터 미만이면서 넓이가 7밀리미터 미만인 경우.

Stage IA2: 암세포의 침윤 깊이가 3~5밀리미터 사이면서 넓이는 7밀리미터 미만인 경우.

Stage IB: 대부분 암세포를 육안으로도 볼 수 있는 병기다.

Stage IB1: 육안으로 보이는 암세포의 가장 긴 길이가 4센티미터 이하인 경우.

Stage IB2: 육안으로 보이는 암세포의 가장 긴 길이가 4센티미터를 초
과하는 경우.

Stage II: 암세포가 자궁경부를 지나 골반 내 주변 조직으로 퍼진 경우.

Stage IIA: 암이 자궁경부를 지나 질의 상부 3분의 2까지 침범한 경우.

Stage IIB: 암이 자궁경부를 지나 자궁방^{parametrium}이라고 불리는 부위
까지 침범한 경우.

Stage III: 암이 질의 하부 혹은 골반벽까지 침윤한 경우다. 암이 신장에
서 방광까지 소변을 보내는 요관을 침범한 경우도 포함된다.

Stage IIIA: 암이 질의 하부 3분의 1까지 침윤하였지만, 골반벽은 침윤
하지 않은 경우.

Stage IIIB: 암이 골반벽 혹은 요관을 침윤한 경우다. 미국암위원회연
합^{American Joint Committee on Cancer}에서 사용하는 병기 설정법에서
는 골반 림프절을 침윤한 경우로 정의하기도 한다.

Stage IV: 자궁경부암의 가장 진행된 상태로, 암이 주변 장기나 몸의
다른 부위로 전이된 경우.

Stage IVA: 암이 자궁경부와 가까운 방광 혹은 직장을 침범한 경우.

Stage IVB: 암이 골반을 넘어 폐와 같이 멀리 있는 장기로 전이된
경우.

생존율

자궁경부암은 조기에 발견하여 치료하면 거의 모든 환자들의 완치가 가능하므로 조기 진단을 위한 선별검사가 가장 중요하다. 전암성 병변이나 초기 자궁경부암인 경우에는 거의 완치될 수 있다. 암 환자 치료 후의

자궁경부암의 임상 병기 설정(Benedet 등, Int J Gynaecol Obstet 2003:83;41-78)

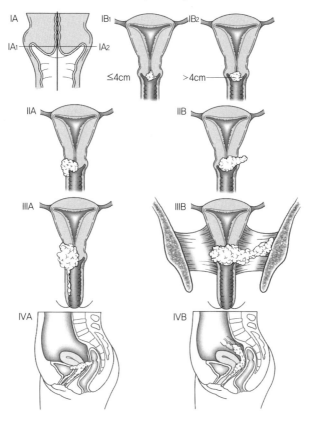

생존율은 대체로 5년 생존율을 말하는데, 치료 후 5년 동안 암의 재발이 없을 경우 일단 치료가 되었다고 보기 때문이다.

자궁경부암의 병기와 5년 생존율은 자궁경부상피내암인 경우는 0기로 5년 생존율은 99% 이상이며, 종양이 자궁경부에 국한된 경우는 1기로 5년 생존율은 80~95%, 병변이 자궁경부를 벗어났으나 골반벽에 도달하지 않은 상태는 2기로 5년 생존율 73~76%, 병변이 골반벽에 도달하거나 질 하부 3분의 1까지 침범한 상태는 3기로 5년 생존율은 46~51%, 병변이 진성골반을 벗어났거나 방광이나 직장점막을 침범한 상태는 4기로 5년 생존율은 22~30% 정도다.

Point

진단

자궁경부암 진단을 받으면 암에 대한 병기 설정을 한다. 혈액검사는 일반 혈액
검사와 일반 화학검사를 통해 신장과 간의 기능을 평가한다. 영상검사로는 일
반 흉부촬영으로 암세포가 폐로 전이되었는지 검사하며, 방광경과 직장경 검사
로 방광과 대장으로의 전이를 확인한다.

선별검사

결과에 이상이 있을 때에는 전암병변이나 암이 있는지 확인하기 위해 질확대
경 검사와 생검, 그리고 내자궁경부 소파술 등의 검사를 시행한다.

생존율

자궁경부암을 조기에 발견하여 치료하면 거의 모든 환자들의 완치가 가능하므
로 조기 진단을 위한 선별검사가 무엇보다 중요하다. 암 환자 치료 후의 생존
율은 대체로 5년 생존율을 말하는데, 이는 치료 후 5년 동안 암의 재발이 없을
경우 일단 치료가 되었다고 보기 때문이다.

5장

자궁경부암의 치료

다양한 치료 방법의 결정
치료 후 합병증
림프부종 관리

■ 다양한 치료 방법의 결정

암 치료의 주요 목적은 암으로 인한 구조적·기능적 손상을 회복시킴으로써 환자를 치유하는 것과 만일 치유가 불가능한 경우 더 이상의 암의 진행을 막고 증상을 완화시킴으로써 수명을 연장하고 삶의 질을 높이는 것이다.

암을 치료하는 방법은 크게 수술 요법, 항암화학 요법, 방사선 치료의 3가지로 구분이 되며, 이외에 국소 치료법, 호르몬 요법, 광역학 치료법, 레이저 치료법 등이 있으며, 최근에는 면역 요법, 유전자 요법까지 포함시키기도 한다.

암의 치료는 진단된 암의 종류, 진행상태(병기), 환자의 전신상태 등에 따라 결정된다. 또한 다른 질환의 치료에 비해 치료 방법이 다양하고 복잡하며 부작용이 생길 가능성이 높다. 따라서 치료법의 특징과 장단점을 충분히 이해하는 것이 중요하다. 치료의 효과를 최대화하며 부작용을 최소화하고 환자의 삶의 질을 높일 수 있는 치료법들이 계속 연구 중에 있다.

암 치료는 조기 검진으로 인한 조기 발견율 증가와 다양한 치료법의 발전으로 치료의 성공률이 높아지고 있다. 암의 치료 후 예후를 예측할 수 있는 예후 인자는 여러 가지가 있으나 그 중에서도 종양의 크기, 주위 림프절로의 전이 여부, 원격장기로의 전이 여부로 결정되는 종양의 진행상태가 가장 중요하다. 그러나 암이 많이 진행되었거나 체중 감소 등 치료 전 전신상태가 좋지 않은 경우는 예후가 불량한 것으로 알려져 있다.

전이 또는 재발한 암 환자에게서는 환자의 활동성, 치료 후 무병기간, 수술 여부, 암의 특성에 의한 항암제와 방사선 치료의 반응성, 타 장기로의 전이 정도와 전이 부위 등이 예후와 관계가 있다. 이와 같은 임상적 소견 이외에도 환자의 예후와 관계가 있는 병리학적 소견으로는 암세포의 종류, 종양의 크기, 종양의 세포분화도, 유전자 발현 정도 등이 있다.

암 환자 치료 후 생존율은 대체로 '5년 생존율'을 말하는데, 이는 치료 후 5년 동안 암의 재발이 없을 경우 일단 치료가 되었다고 보기 때문이다.

치료에 대한 일반적인 내용

자궁경부암을 조기에 발견하면 원형 절제술로 썩은 사과 도려내듯 자궁경부만을 절제하거나 때로는 자궁만 들어내 100% 치료가 가능하다. 그러나 조기 암에서 조금만 더 진행(3밀리미터만 더 깊이 파고들더라도)되더라도 수술이 매우 복잡해지고 어려워지며 생존율도 급격히 떨어진다. 이러한 상태에서는 근치적 자궁 절제술이라고 하는 비교적 큰 수술을 시행한다. 종양의 크기가 크거나 병기가 진행된 경우에는 이러한 치료 방법 이외에 항암화학 요법, 방사선 치료 등을 시행하기도 한다.

중요사항

초기 자궁경부암은 대개 증상과 징후가 없으나, 매년 규칙적인 검사로 조기에 발견될 수 있다.
자궁경부암의 주된 증상은 질출혈과 골반 통증이다.
자궁경부암의 치료 방법과 예후를 결정하는 데는 여러 요인들이 영향을 미친다.

치료 전 준비단계

대부분의 자궁경부암 환자들은 자신의 병에 대한 정보와 치료 방법에 대하여 알고 싶어하고, 치료 결정에 적극적으로 참여하려고 한다. 그때 의사를 포함한 의료진들은 환자가 알아야 할 사항을 익히도록 도와줄 수 있다. 암이 진단되었을 때 받게 되는 충격과 스트레스는 환자에게 자연스러운 반응이다. 이러한 감정은 환자들이 의사에게 묻고 싶은 것을 떠올리는 것을 어렵게 만들 수 있다. 환자는 모든 질문을 한번에 하겠다거나 이 질문에 대한 대답들을 모두 기억해야겠다고 생각해서는 안 된다. 따로 의사에게 질문할 기회도 있고, 좀더 많은 정보를 얻을 수 있는 기회는 얼마

든지 있다.

자궁경부암의 병기는 치료 방법을 선택하는 데 있어 가장 중요한 인자다. 병기와 아울러 치료 방법을 결정하는 데 영향을 미치는 인자로는 자궁경부암의 정확한 위치, 병리 조직의 종류(편평세포암 혹은 선암), 나이, 전신상태, 그리고 가임 능력 유지에 대한 판단 등이 있다.

자궁경부암의 치료 방법과 예후에 영향을 미치는 요인

치료 방법에 영향을 미치는 요인
• 암의 병기
• 종양의 크기
• 가임력 유지의 욕구
• 환자의 나이
예후에 영향을 미치는 요인
• 암의 병기
• 자궁경부암의 조직학적 분류
• 양의 크기

자궁경부암의 치료 방법은 종양의 크기와 위치, 병기, 환자의 나이와 전신 건강상태 등을 고려하여 결정한다. 병기 설정은 암이 다른 곳으로 퍼졌는지, 퍼졌다면 어디까지 퍼졌는지를 결정하는 단계다. 이를 위하여 먼저 혈액검사와 소변검사가 시행된다. 의사는 골반 검진을 철저하게 시행하고, 방광경과 직장경 검사를 시행한다. 방광경 검사는 아주 가는 내

시경으로 방광 내부를 관찰하는 것이고, 직장경 검사는 역시 내시경으로 직장과 하부 대장을 관찰하는 검사다.

자궁경부암은 방광, 직장, 림프절, 혹은 폐로도 전이하므로 흉부방사선 검사나 이 부위에 대한 확인을 위해 경정맥 요로 조영술이나 전산화 단층 촬영 혹은 자기공명영상 등 다른 영상 검사를 시행하기도 한다.

임신 중에 발견된 자궁경부암의 치료는 암의 병기와 임신 주수에 따라 결정한다. 암의 병기가 초기이거나, 임신 후반기에 발견된 암의 경우 치료는 분만 이후로 연기될 수 있다.

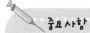

중요사항

자궁경부암 환자의 치료 방법으로 몇 가지가 있다.
표준화된 3가지 치료 방법으로는 수술, 방사선 치료, 항암화학 요법이 있다.
기타 다른 치료 방법들이 현재 임상시험 중에 있다.

치료 방법

자궁경부암에 대한 치료에는 수술과 방사선 치료가 대부분 적용되며, 부인종양 전문의와 방사선 종양 전문의로 이루어진 의료진이 치료를 하게 된다. 경우에 따라 1가지 혹은 2가지 이상의 치료 방법이 함께 사용되기도 한다. 때때로 항암화학 요법이나 생물학적 치료가 사용되기도 하며, 암 치료 성적을 향상시키기 위한 새로운 임상연구가 환자의 동의에 따라 시행되기도 한다.

치료를 시작하기 전, 환자들은 임상시험에 참여하고 싶은 생각을 할 수도 있다. 치료적 임상시험은 현재의 치료법을 향상시키고 암 환자 치료에 대한 새로운 정보를 얻고자 하는 연구다. 임상시험에서 새로운 치료법이 기존의 표준치료에 비하여 우수한 결과를 보일 경우, 이 새로운 치료법은 표준치료법이 된다. 환자와 가족, 그리고 의료진이 참여하여 치료 방법을 결정하는 것이 가장 바람직하다.

3가지 표준 치료법

수술

외과적 수술로 자궁경부암을 치료하는 방법이다. 수술은 자궁경부와 주변의 이상 조직을 제거하는 국소적인 수술이다. 만일 암이 자궁경부의 표면에만 존재한다면, 전암병변을 치료하는 방법과 유사한 방법으로 암을 파괴하기도 한다. 병변이 자궁경부에 국한되어 있으면서 좀더 깊이 침윤하였다면 가임력 유지 여부에 따라 자궁경부만을 제거하거나 자궁을 제거하기도 한다. 나이에 따라 난소와 난관 절제술을 시행하기도 하며, 자궁 주위의 림프절 절제술을 시행하여 암의 전이 여부를 파악하기도 한다.

1) 원추형 절제술

자궁경부와 자궁경관을 원추형으로 제거하는 수술이다. 제거된 조직을 병리과 의사가 현미경으로 검사하여 암세포를 찾는다. 원추형 절제술은 진단과 치료 목적으로 사용할 수 있다.

2) 전자궁 절제술

자궁경부를 포함하여 자궁 전체를 제거하는 것이다. 자궁과 자궁경부가 질을 통해 제거되는 경우 질식 전자궁 적출술이라고 하며, 개복하여 제거할 경우 복식 전자궁 적출술이라고 한다. 질은 대부분 원형대로 유지되며, 골반 림프절에 대한 수술을 시행하지는 않는다.

환자가 45~50세 미만이며, 다른 질환의 영향을 받지 않을 경우 난소와 난관은 대부분 그대로 남게 된다. 합병증은 흔하지 않지만 과도한 출혈, 수술 부위 감염, 요로계 혹은 장관계의 손상 등이 있을 수 있다.

임상적 병기 IA1과, 원추형 절제술 시행 후 경계에서 이상 세포가 발견된 상피내암종(임상적 병기 0)에서 시행한다. 최근에는 복강경을 이용하여 자궁을 적출하는 복강경하 전자궁 적출술도 시행하고 있다.

3) 근치 자궁경부 절제술과 골반 림프절 절제술

가임능력 유지를 원하는 젊은 여성 가운데 자궁경부암이 초기일 경우 시도할 수 있는 수술로, 자궁경부만 혹은 자궁의 일부 아래 부분까지만 제거되고 자궁은 남게 된다. 자궁경부암의 크기가 매우 작아야 하고, 다른 불임의 원인이 없으며 골반 림프절에 전이가 없어야 수술이 가능하다.

4) 근치 전자궁 절제술과 골반 림프절 절제술

자궁과 자궁경부, 질의 상부 약 2.5센티미터와 자궁방, 골반 림프절들도 제거하는 수술이다. 합병증은 흔하지 않지만, 과도한 출혈, 수술 부위 감염, 요로계 혹은 장관계의 손상 등이 있을 수 있다. 임상적 병기 IA2, IB1, IIA인 환자 가운데 주로 젊은 여성에게 시행한다.

5) 골반내용 모두 제거술

방사선 치료 후 재발한 자궁경부암 환자에게 시행할 수 있는 수술이다. 다른 곳에 전이가 없이 국소재발하였을 때 가능하며 대장, 직장, 방광을 포함하여 자궁과 자궁경부, 질, 난소, 그리고 림프절 골반의 장기를 모두 제거하는 수술이다.

소변과 대변을 몸 밖으로 배출하기 위한 장루를 설치할 수 있으며, 질을 인공적으로 만들기 위하여 성형외과 수술이 필요할 수도 있다.

방사선 치료

방사선은 에너지를 가진 입자 혹은 파동의 흐름이 공간이나 매질을 통해 전파되는 것을 의미한다. 발생되는 근원에 따라 태양, 땅, 음식물, 우주 등에서 나오는 가시광선, 적외선 등과 같은 자연방사선과 가전제품, 진단용 X선 장치, 암 치료 장비 등에서 발생시키는 인공방사선이 있다. 이 중 방사선 치료에 이용되는 전리방사선이란 에너지가 충분히 커서 어떤 물질에 흡수되면서 물질의 이온화를 유발시킬 수 있는 방사선을 말하며, 대체로 높은 에너지 방사선을 의미한다.

방사선 치료는 높은 에너지의 방사선으로 암세포를 파괴하고 성장을 멈추게 하는 치료로서 수술과 마찬가지로 치료받는 부위의 암세포에만 영향을 주는 국소치료법이다.

방사선 치료에는 외부 방사선 치료와 내부 방사선 치료의 2가지 방법이 있다. 외부 방사선 치료는 몸 밖에 있는 기계에서 몸 안의 암세포에 방사선을 보내는 방법이고, 내부 방사선 치료는 암세포 내부 혹은 근처에 방사성 물질을 도관 등으로 직접 위치시키는 것이다.

방사선 치료 방법 결정은 자궁경부암 병기와 암의 조직학적 종류에 따라 바뀌게 된다. 큰 기계에서 방사선을 받는 외부 방사선 치료와, 자궁경부 가까이에서 방사성 물질을 담은 기구를 접촉시켜 치료하는 내부 치료법이 있으며 두 방법을 함께 사용하기도 한다.

외부 방사선 치료를 받는 환자는 매일 병원에서 치료를 받는데, 대부분 일주일에 5일씩 6~7주 동안 치료를 받는다. 치료받는 부위의 피부는 약하게 화상을 입은 듯한 느낌과 모습을 보이지만, 점점 호전되면서 6~12개월이 지나면 정상적인 피부로 돌아온다. 치료 마지막 시기에는 종양에 추가 방사선 치료가 더해진다.

강내 근접치료로 불리는 내부 방사선 치료를 위해서는 방사성 물질을 포함한 기구가 자궁경부에 직접 닿게 질 안쪽으로 넣는다. 내부 방사선 치료 때는 주변의 정상적인 조직은 손상시키지 않으면서 종양에 가까운 부위에 암을 파괴하는 방사선을 내보낸다. 내부 방사선 치료를 위한 기구는 대개 질 내에 1~3일간 넣어두게 되며, 1~2주 소요되는 치료 기간 동안 여러 번 반복할 수 있으므로 입원하여 치료를 받는다.

방사선 치료를 받는 많은 여성들은 쉽게 피로하고, 속이 불편하며, 설사를 하기도 한다. 골반에 대한 방사선 치료는 질협착을 유발해 성교 시 통증을 일으키기도 한다. 난소와 방광에도 방사선이 조사되므로, 조기 폐경이나 배뇨장애를 일으키기도 한다. 이러한 부작용이 나타나면 의료진과 상의하여 앞으로 일어날 수 있는 합병증을 줄이도록 한다. 예를 들어, 방사선 치료에 의한 질협착은 질확장기를 사용함으로써 대처할 수 있다. 또한 흡연은 방사선에 의한 부작용을 증가시키므로 반드시 금연해야 한다.

1) 방사선 치료의 기전

방사선을 세포에 조사하면 세포 생존에 필수적인 유전물질인 DNA와 세포막에 직접 혹은 간접작용을 하여 세포를 파괴하는 것으로 알려져 있다. 방사선을 받은 세포는 대부분 그 이후 세포 분열 시에 죽고, 일부는 세포가 노화되어 정상적으로 죽는 세포자멸사^Apoptosis라는 과정을 거쳐 죽게 된다.

방사선 조사를 받으면 정상조직과 암 조직 모두 방사선으로 인한 장애를 일으킨다. 정상조직은 어느 정도의 시간이 지나면 회복하지만, 종양조직은 회복이 불충분한 점을 이용해 하루에 180~200cGy씩 장기간 분할 치료하여 정상조직의 방사선 장애는 최소화하면서 종양조직의 파괴는 높여 치료율을 높일 수 있다.

2) 방사선 치료의 종류

암 치료에서 방사선 치료의 목표는 정상세포를 최대한 보호하면서 모든 유해한 암세포를 파괴하는 것이다. 방사선 치료의 목적은 암의 치료에 있다. 그러나 때로는 치료가 더 이상 가능하지 않을 때 환자의 증상을 완화시키거나 또는 암 성장을 억제시키기 위해 이용되기도 한다.

치료 목적과 방법에 따른 분류는 다음과 같다.

① 치료 목적에 따른 분류

• 근치적 방사선 치료

완치를 목적으로 시행되는 방사선 치료를 말하며 장기간의 치료 기간이 소요된다. 근치적 방사선 치료가 완치를 위해 단독 또는 주된 치료 방법으로 역할을 하는 경우는 종양이 비교적 국소적인 상태에 머물러 있으며 전이가 없거나, 전이가 있어도 원발 병소에 인접해 있을 때다.

해부학적 위치나 기타 이유로 수술 요법으로 종양의 완전 절제가 불가능하거나 전이가 의심스러울 때는 수술 후에 방사선 치료를 하기도 한다. 또한 다른 암 치료 방법(수술, 항암화학 요법 등)이 시행되기 전 또는 후에 보조적 치료로 사용되기도 한다.

• 완화적 방사선 치료

암이 발견된 당시 상당히 진행되었거나 원격전이를 동반하여 완치의 가능성이 없는 경우가 있다. 이런 환자의 경우 병리적 골절, 뇌·척추·상대정맥 등의 주요 기관의 압박·혈관 폐쇄 등의 증상을 완화시키기 위한 목적으로 방사선 치료를 할 수 있다. 이런 완화적 치료의 반응은 암의 종류와 환자의 상태에 따라 차이가 있을 수 있으나 약 70~80% 정도는 증상 완화의 효과를 볼 수 있다.

② 치료 방법에 따른 분류

• 외부 방사선(원격) 치료
선형가속기를 이용하여 만든 높은 에너지의 X선이나 전자선이 환자의 피부를 통과해서 종양까지 도달하여 암세포를 죽이는 방법이다. 치료 시 전혀 통증은 없으며 1회 치료 시간은 5분 이내이고, 전체 치료 기간은 치료 목적이나 방사선에 대한 병의 민감도에 따라 다르다.
초기에는 종양 부위와 암세포가 퍼져 있을 가능성이 높은 부위를 모두 포함하여 넓은 영역을 치료하지만 몇 단계에 걸쳐 치료 계획을 바꾸어 치료 영역을 점차 줄여나가서 마지막에는 종양 부위에만 방사선을 조사한다.

• 근접 치료
방사선을 발생시키는 동위원소를 조직 내에 직접 삽입하거나 자궁에 관을 통해 넣어 치료하는 방법이다. 선형가속기를 이용하는 원격 치료와 달리, 암 덩어리 속 혹은 주변에 직접 방사선 치료를 하게 되므로 정상조직으로의 방사선량은 최소화하면서 암에 대한 방사선량은 최대화할 수 있는 치료 방법이다. 근접 치료는 단독으로 이용하는 경우는 드물고 원격 치료 전후에 시행된다.

3) 특수 방사선 치료

최근 정상조직의 손상을 최소화하면서 종양세포에 대한 방사선 치료 효과를 선택적으로 높이려는 연구가 활발하게 이루어지고 있다. 기존의 방사선 치료에서는 방사선이 암세포뿐만 아니라 방사선에 노출된 정상조직도 파괴하여 이로 인한 후유증이 있었다. 그러나 최근에는 CT나 MRI의 첨단 영상과 컴퓨터를 활용하여 종양의 위치, 크기 그리고 모양을 입체적으로 재구성한 뒤 정상조직은 가능한 보존하면서 종양세포에만 집중적으로 방사선을 조사하는 특수 방사선 치료가 이루어지고 있다.

특수 방사선 치료의 발달은 다른 암 치료 방법과 병합하여 암이 발생한 장기를 상실하지 않으면서도 비슷한 수준의 완치율을 보이고 있으며, 통증과 출혈 없이 뇌종양을 수술할 수도 있게 되었다. 특수 방사선 치료의 대표적인 예로 3차원 입체조형 방사선 치료, 정위적 방사선 수술, 강도변조 방사선 치료 등을 들 수 있다.

① 3차원 입체조형 방사선 치료

• 3차원 입체조형 방사선 치료
입체조형 치료는 일반적 방사선 치료에 비해 한 차원 높은 단계의 치료라고 할 수 있다. 일반적인 방사선 치료는 치료의 계획과 작

업이 2차원적이라 종양세포 외에 정상조직에도 영향을 주게 되지만, 입체조형 치료는 치료 부위 내의 정상조직을 제외하고 종양이 있는 부위에만 방사선이 들어가도록 하여 치료의 효과를 높이면서 정상조직을 가능한 보존하기 위한 치료 방법이다.

• 3차원 입체조형 방사선 치료의 원리

최근 컴퓨터와 방사선 치료기기의 발달로 첨단 전산화된 소프트웨어를 이용하여 환자에게서 얻은 전산화 단층촬영이나 자기공명영상의 진단 영상을 통해 종양 부위와 정상 장기들을 정확하게 입체적으로 재구성하고, 종양 부위에 방사선을 쪼여주는 위치와 방향을 역시 입체적으로 조절하여 결정하게 된다. 이를 환자에게 적용하여 주변의 정상조직을 최대한 보호하면서 종양 부위에만 방사선이 조사되도록 하여 종양의 모양과 거의 같은 방사선 분포를 갖는 3차원적 치료가 가능하게 되었다.

이런 3차원 방사선 치료를 위해서는 3차원 입체 치료계획용 컴퓨터와 방사선 조사에서 바라본 인체 내부구조를 3차원적 영상으로 재구성할 수 있는 입체조형 모의치료기, 입체조형 모의치료가 가능한 선형가속기 등이 필요하다.

보편적인 방사선 치료는 1~4개 정도의 동일 평면 조사면을 사용하는 반면, 3차원 입체조형 치료는 4~10개 정도 동일 또는 비동일 평면의 조사면을 사용하므로 치료 시간이 좀더 소요되지만, 정상조직에 조사되는 방사선량을 극소화시킬 수 있으므로 부작용을

최소화할 수 있다. 궁극적으로는 종양 부위에 더 많은 양의 방사선
을 조사할 수 있어 치료 효과, 즉 암의 완치율을 극대화할 수 있다.

② 강도변조 방사선 치료

• 강도변조 방사선 치료
    강도변조 방사선 치료^{Intensity Modulated Radiotherapy(IMRT)}란 방사선 세기 조절
    장치가 장착된 첨단 선형가속기를 이용하여 정상조직에 조사되는
    방사선량을 최소화하면서 암 부위를 집중적으로 치료할 수 있는
    최첨단 방사선 치료다.

• 강도변조 방사선 치료의 원리
    강도변조 방사선 치료는 치료 계획, 치료, 치료 검증 등 치료 전 과
    정에서 고도의 정밀성이 요구되며 모든 치료 과정은 컴퓨터를 바
    탕으로 이루어진다. 마치 화가가 정밀한 그림을 그리듯 방사선량
    을 조절할 수 있어 암 부위에 집중적인 치료가 가능하다. 그러므로
    기존 방사선 치료에 비해 방사선 치료로 인한 부작용 발생을 최소
    화하면서 암의 완치율을 높일 수 있을 것으로 기대된다.

• 강도변조 방사선 치료의 적응증
    강도변조 방사선 치료는 암 부위에 특이적으로 방사선량을 많이
    조사할 수 있으므로 모든 종양이 대상이 된다. 그러나 치료가 복

강도변조 방사선 치료

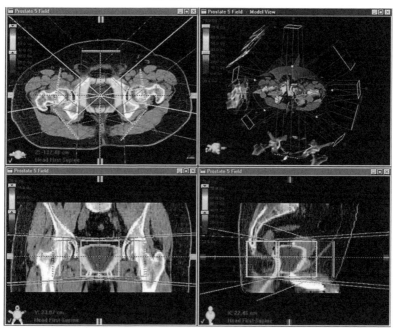

잡하여 치료 준비와 치료 시간이 오래 걸리고, 치료비가 매우 비싸서 기존 방사선 치료에서 문제가 되는 부작용이 있는 경우, 특히 강도변조 방사선 치료의 대상이 되고 있다.

최근 자궁경부암의 치료에도 강도변조 방사선 치료가 적극적으로 도입되어 시행되고 있다.

항암화학 요법

항암화학 요법은 암세포를 죽이거나 세포 분열을 막음으로써 암세포의 성장을 억제하는 약물을 이용한 치료법이다. 항암제를 경구 복용하거나 정맥 혹은 근육에 주입하면 약물들은 혈관을 따라 전신으로 퍼져 암세포에 도달한다.

자궁경부암을 치료하는 데 사용되는 항암제로는 시스플라틴, 파클리탁셀, 아이포스파마이드, 플루오로우라실, 이리노테칸 등이 있으며, 대개 여러 종류의 항암제를 조합하여 사용하게 된다. 항암제는 암세포를 파괴할 뿐 아니라 정상세포에도 손상을 주어 부작용을 일으킬 수 있다.

항암화학 요법의 부작용은 약물의 종류와 양, 그리고 치료 기간에 따라 달라진다. 항암화학 요법의 일시적인 부작용으로는 오심(구역질)과 구토, 식욕 저하, 탈모, 입 안의 궤양 등이 있다.

또한 항암화학 요법은 골수의 조혈세포에 손상을 주기 때문에 혈액학적 수치가 낮아지는 빈혈이 나타난다. 이러한 부작용 때문에 백혈구 부족으로 인한 감염 가능성의 증가, 혈소판 부족으로 인한 출혈이나 멍의 증가, 적혈구 부족으로 인한 피로와 어지러움, 호흡곤란, 피로 등이 나타난다.

피로는 적혈구 부족에 따른 가장 흔한 원인이지만, 항암화학 요법과 관련된 다른 요인이나 암 자체에 의해서도 나타날 수 있다. 하지만 대부분의 항암화학 요법에 의한 부작용들은 치료가 중단되면 사라지므로, 치료가 끝나면 탈모도 회복된다. 조기 폐경은 호르몬 치료로 극복할 수 있다.

항암화학 요법의 일시적인 부작용에 대한 다양한 약물들이 개발되어 사용되고 있으므로, 만일 부작용이 나타난다면 의료진과 상의한다. 예를 들어, 항구토제를 사용하여 오심과 구토를 줄이거나 예방할 수 있다. 빈혈을 극복하기 위한 약물들도 현재 임상에서 많이 사용되고 있다.

임상시험

일부 자궁경부암 환자들은 임상시험을 통해 치료를 받는다. 임상시험은 새로운 치료법이 안전하면서도 효과적인지를 확인하고 과학적인 질문에 대한 답을 찾기 위하여 시행한다.

이 시험에 참여하는 환자들은 실험실에서의 연구에서 효과가 확인된 치료를 처음으로 받게 되는 사람들이다. 일부 환자들은 다른 사람들이 표준치료를 받을 때 새로운 치료법을 받을 수 있는데, 이로써 치료 방법의 효과를 비교할 수 있다. 임상시험에 참여하는 환자들은 의학 발전에 기여할 뿐 아니라, 보다 향상된 치료법의 효과를 처음으로 확인하는 기회도 얻는다.

임상시험에는 새로운 약물 개발, 약물 혼합 사용 효과, 새로운 치료법 개발 등이 포함된다.

생물학적 치료

생물학적 치료는 병에 대항하는 면역계를 강화하는 물질을 이용하는 치료로, 자궁경부암이 몸의 다른 부위까지 전이되었을 때 사용할 수 있다.

인터페론Interferon은 자궁경부암의 생물학적 치료에서 가장 널리 사용되는 물질이다. 인터페론은 항암화학 요법과 함께 사용할 수 있으며, 대개 외래에서 치료받는다.

병기에 따른 치료 방법

임상 병기 0기의 자궁경부암(상피내암종)

1) LEEP

LEEP^{Loop electrosurgical excision procedure}은 전류를 이용하여 자궁경부의 이상 조직을 제거하는 시술이다. 따라서 이산화탄소 레이저나 냉동 치료와 같은 파괴적인 방법에 비하여 조직의 상태를 원상태로 유지하면서 얻을 수 있는 장점이 있어 병리검사를 시행할 때 정확한 진단을 기대할 수 있다. 또한 시술이 간단하고 저렴하기 때문에 가장 유용하게 사용되고 있다.

- LEEP 시행 방법

고주파의 전류를 조직에 가함으로써 자궁경부의 이상 조직을 제거하게 된다. 시술 이후에는 출혈을 방지하기 위해 전기 소작과 지혈을 위한 약제를 바르기도 한다. 질 분비물과 출혈이 시술 이후 흔히 나타난다.

시술 이후에는 감염의 예방을 위해 수주 동안 성관계나 탕에서의 목욕, 그리고 탐폰 사용을 금지해야 한다.

- LEEP의 합병증

LEEP 시술을 시행받은 여성의 1~2%는 자궁경관 입구가 좁아지고 출혈이 있을 수 있다. 이 시술은 자궁경부의 전암성 병변인 자궁경부 이형성증을 치료하는 데 가장 흔하게 사용된다. 미세침윤이 있는 초기 자궁경부암의 치료 방법으로도 사용될 수 있다.

2) 레이저 수술

• 레이저란 무엇인가

레이저^{LASER}라는 단어는 Light Amplification by Stimulated Emission of Radiation의 앞글자를 조합하여 만든 것이다. 일반 전구에서 나오는 빛은 다양한 파장을 가지고 모든 방향으로 퍼지는 성질이 있다. 이에 비하여 레이저는 특정한 파장을 가지고 좁은 틈을 통과하여 고밀도의 빛을 생성하는 것이다. 이 강력한 빛을 이용하여 철강을 자르거나 다이아몬드를 가공하기도 한다.

레이저는 매우 좁은 부위에 효과적으로 집중되므로, 고도의 정밀성을 필요로 하는 수술이나 조직을 절제하는 과정에 칼 대신 사용될 수 있다.

• 레이저 치료는 무엇이고, 암의 치료에 어떻게 이용되는가

레이저는 고밀도의 빛을 이용하여 암이나 다른 질환을 치료하는 데 이용되고 있다. 레이저는 종양을 위축시키거나 파괴하는 데 이용되는데, 특히 자궁경부, 질, 외음부 등의 표면에 존재하는 암을 치료하는 데 가장 흔히 사용된다.

레이저는 출혈이나 폐쇄증상 등 암에 의한 증상을 감소시키는 데도 이용될 수 있다. 레이저는 단독으로 혹은 수술, 항암화학 요법, 방사

레이저 치료기

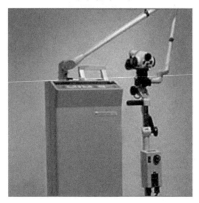

선 치료 등 다른 치료 방법과 함께 이용된다.

경우에 따라 신경 말단 부위를 감싸서 수술에 의한 통증을 감소시키거나 림프관을 감싸서 부종을 줄이고 암의 전이를 제한하기도 한다.

• 레이저를 환자에게 어떻게 적용하는가

레이저는 흔히 굴절이 용이한 광섬유를 이용한 기구에 장착하여 사용된다. 레이저에 의해 발생되는 열을 이용하여 암의 치료를 시행하기도 한다. 광역학 치료[PDT]는 레이저를 이용하는 또 하나의 암 치료 방법이다.

광역학 치료는 빛에 의해 감작되는 광감작제를 이용한 것으로, 이를 환자에게 투여하여 환자 전신의 세포에 도달하도록 한다.

이 광감작제는 대부분 암세포에서 발견되는데 레이저를 조사할 경우, 광감작제들이 활성화되어 암세포를 파괴하게 된다. 광감작제는 약 6주간 피부와 눈을 빛에 민감하게 하므로, 이 기간에는 직사광선과 강한 빛을 피하도록 해야 한다.

- 암 치료에 이용되는 레이저의 종류
3가지 종류의 레이저가 이용된다. 즉, 이산화탄소^{CO2}, 아르곤^{argon}, 그리고 Nd:YAG$^{neodymium:yttrium-aluminum-garnet}$이 암 치료에 이용되는 레이저의 종류들이다. 각각의 레이저는 암을 파괴하는 데, 이산화탄소와 아르곤 레이저는 깊은 부위까지는 도달하지 않고 표면에 있는 종양을 치료하는 데 사용된다.
이에 비하여 Nd:YAG 레이저는 보다 깊숙한 조직에 침투하므로, 심부에 있는 종양을 치료하는 데 이용된다.

- 레이저 치료의 장점
레이저는 기존의 수술도구에 비하여 좀더 정밀하게 조작이 가능하므로, 정상조직에는 거의 손상을 주지 않고 병변만 치료할 수 있는 장점이 있다. 이에 따라 통증과 부종, 그리고 흉터가 덜 남는다. 또한 수술 시간이 좀더 짧아 외래에서도 이용할 수 있다. 회복 기간도 짧으며 감염의 위험성도 줄어든다. 하지만 모든 환자들이 레이저 치료의 대상이 되는 것은 아니므로, 본인이 레이저 치료에 합당한지 의사와 상담한 후 치료를 결정해야 한다.

• 레이저 치료의 단점

레이저 치료에는 여러 제한점도 따른다. 시술을 시행하는 의사들이 레이저 치료를 시행하기 전에 특별히 숙련되어 있어야 하고 엄격한 안전수칙을 따라야 한다.

또한 레이저 치료는 그 치료의 효과가 오래 지속되지 않기 때문에 충분한 효과를 얻기 위해서는 반복적인 치료를 받아야 하는 단점도 있다.

3) 원추형 절제술

원추형 절제술은 자궁경부와 자궁경관을 원추(원뿔)형으로 제거하는 시술이다. 원추형 절제술은 자궁경부 병변의 진단과 치료, 2가지에 모두 이용될 수 있다.

4) 냉동 수술

냉동 수술(혹은 냉동 치료)은 액화질소 혹은 아르곤 가스에 의해 생성되는 극저온을 이용하여 이상 조직을 파괴하는 방법이다. 냉동 수술은 피부처럼 외부에 노출되어 있는 부위의 종양을 치료하기 위해 사용한다. 이를 위해 면봉이나 스프레이 등을 사용하여 액화질소를 직접 종양 부위에 노출시킨다.

냉동 수술을 시행하기 위해 초음파나 자기공명영상을 이용하여 위치를 정하고 세포들이 냉동되는 것을 감시할 수 있는데, 이렇게 함으로써 주위의 정상조직이 손상 받지 않도록 하는 것이다.

냉동 수술 기구

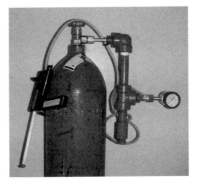

냉동 수술에 사용되는 기구는 종양과 직접 닿으면서 극저온을 전달하는데, 냉동 수술 직후에 동결된 조직은 떨어지거나 흡수되는 과정을 거쳐 제거된다.

• 냉동 수술의 합병증

냉동 수술은 수술이나 방사선 치료보다는 덜하지만 역시 합병증이 있을 수 있다. 합병증의 발생 여부와 정도는 종양이 생긴 위치에 따라 결정된다.

자궁경부 이형성증에 대한 냉동 수술에 의해 임신 가능성의 변화가 유발된다는 보고는 없다. 하지만 통증, 출혈 등의 부작용은 있을 수 있다. 장기적인 합병증에 대한 연구 역시 아직 보고된 바 없다.

• 냉동 수술의 장점

냉동 수술은 암 치료에 있어 다른 방법들과 비교하였을 때 다수의 장점이 있다. 냉동 수술은 냉동 기구를 병변에 닿게 하여 시술한다는 점에서 수술에 비하여 덜 침습적이다. 따라서 통증이나 출혈, 그리고 다른 합병증이 수술에 비하여 적다.

냉동 수술은 비교적 저렴하고 국소마취로 시행할 수 있으며, 회복기간도 짧아 외래에서도 시행이 가능하다. 냉동 기구를 제한적인 부위에 집중하여 사용하므로, 주위 정상조직의 피해를 줄일 수 있다. 안전하게 반복적으로 시행할 수 있고 다른 치료와도 함께 사용할 수 있는 유연성도 있다.

냉동 수술은 기존의 표준치료에 반응을 하지 않거나 수술이 불가능하다고 판단될 경우 대체 치료법으로 사용될 수도 있다.

• 냉동 수술의 단점

냉동 수술의 가장 큰 단점으로 장기적인 효과에 대한 불확실성을 들 수 있다. 냉동 수술은 종양을 치료하는 데 효과적이고 육안으로 확인할 수도 있지만, 암의 미세침윤을 간과할 가능성도 있다.

5) 전자궁 절제술

자궁경부를 포함하여 자궁 전체를 절제하는 수술이다. 자궁 주위의 느슨한 결합조직(자궁방)과 자궁과 천골을 연결하는 인대 등이 절제되며, 질은 그대로 남아 있게 된다. 배를 절개하여 수술을 시행할 경우 복식 전자궁 절제술이라고 하고, 질을 통해 자궁을 절제할 경우 질식 전자궁 절제술이라고 한다. 그리고 복강경을 이용한 절제술 등은 환자의 조건에 따라 선택하여 사용할 수 있다. 전자궁 절제술 이후에는 임신을 할 수 없다.

전신마취 혹은 국소마취를 시행한 후 수술을 진행하며, 입원 기간은 환자의 회복 정도에 따라 다르지만 대개 일주일 전후다. 수술 후 완전한 회복까지는 약 4~6주가 필요하다. 최근 복강경을 이용한 수술을 보편화 되면서 입원 기간과 회복 기간이 상당히 단축되었다. 복강경을 이용한 전자궁 절제술을 시행할 경우 회복 기간은 약 2~3주다.

수술에 의한 합병증은 흔한 것은 아니지만, 과다한 출혈, 상처 부위의 감염, 혹은 요로계나 장관계의 손상 등이 발생할 수 있다.

대부분의 부인종양 전문의사는 암이 의심될 경우 복식 수술을 선호하는데, 복강경이나 질식 수술에서 놓칠 수 있는 암 전이 등을 직접 확인하고 치료할 수 있기 때문이다.

6) 내부 방사선 치료

전암병변에 대한 치료와 유사하며 자궁경부나 질에서 재발할 가능성이 있으므로 주의 깊은 추적관찰이 필요하다.

임상 병기 IA기의 자궁경부암

1) 원추형 절제술
임상 병기 0기의 3) 내용을 참조하라.

2) 전자궁 절제술
임상 병기 0기의 5) 내용을 참조하라.

3) 근치적 자궁 절제술과 림프절 절제술
근치적 자궁 절제술은 자궁경부 혹은 자궁내막암의 치료를 위해 시행하는 큰 수술이다. 전자궁 절제술과 마찬가지로 근치적 자궁 절제술 역시 자궁 전체를 절제하는 것이다. 하지만 자궁 주위 조직이 좀더 절제되고 질의 일부도 수술로 제거가 되는 등 전자궁 절제술에 비하여 수술 범위가 광범위하다.

전신마취를 시행한 후 수술을 진행하며 대부분 복부를 절개하여 시행한다. 전자궁 절제술에 비하여 더 많은 조직이 제거되므로, 입원 기간과 회복 기간이 더 오래 걸린다. 합병증은 전자궁 절제술과 유사하다.

집도의는 골반과 대동맥 주위에 있는 림프절을 수술 시 함께 절제한다. 이는 암의 진행 정도를 파악하기 위한 진단적 과정이며, 만약 림프절에서 암이 발견될 경우, 암이 이미 자궁을 벗어나 다른 부위까지 진행한 것을 의미하고 예후가 불량하다.

림프절 절제술 이후 하지에 림프부종이 발생하는 경우가 있을 수 있으므로 부인종양 전문의와 재활의학과 전문의의 정기적인 진찰을 받아 조기에 치료를 시작할 수 있도록 해야 한다.

근치적 자궁 절제술을 시행받은 후, 질의 길이가 줄어들고 건조해져 원만한 부부생활이 힘들다고 호소하는 환자들이 있다. 이 경우, 다양한 치료 방법을 통해 수술 이전의 상태와 비슷하게 회복시킬 수 있다. 외음부나 허벅지 부위에 윤활제를 바르거나 질을 확장하는 기구를 이용함으로써 이러한 문제는 상당 부분 해결된다.

근치적 자궁 절제술을 시행하면 일시적으로 소변을 보는 데 어려움을 느낄 수 있다. 이는 광범위한 조직을 절제하면서 방광을 지배하는 신경이 손상되면서 나타날 수 있는 현상으로, 대부분 시간이 지나면 회복된다. 오랫동안 스스로 소변을 보는 것이 어려울 경우, 스스로 도뇨를 하는 방법을 배워 방광의 남은 소변을 비우도록 하기도 한다.

4) 방사선 치료

골반에 대한 방사선 치료는 흔히 여성의 성생활에 많은 영향을 미친다. 젊은 여성이 난소에 많은 용량의 방사선을 받을 경우 난소 기능이 상실될 가능성이 있다. 그러나 폐경 이후의 여성이라면 이러한 변화를 거의 느끼지 않는다. 난소가 호르몬을 생성하고 배출하는 기능을 이미 상실했기 때문이다. 젊은 여성은 골반에 대한 방사선 치료로 인해 질이 건조해지고 온몸이 화끈거리는 폐경 증상을 느낄 수 있다.

자궁경부암의 치료에 사용하는 방사선은 그 조사량이 많으므로 난소의 손상이 거의 영구적으로 나타난다.

방사선 치료

방사선 치료

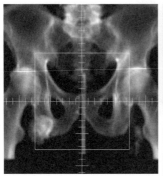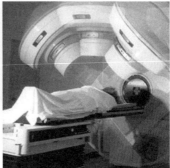

방사선 치료 동안, 치료 범위 내에 있는 조직은 핑크색을 띠게 되고 염증 반응을 일으키며 마치 햇빛에 탄 것과 같은 모습을 나타낸다. 질의 통증과 건조감도 나타나며, 치료 이후에는 반흔이 생길 수도 있다. 질의 두꺼운 벽은 점차 섬유화되고 단단해지므로 성관계 때 나타날 수 있는 신축성이 줄어들게 된다.

방사선 치료에 의한 질의 손상은 질을 더욱 약하게 만들기 때문에 간단

질 확장기

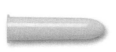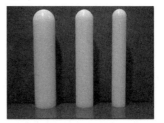

한 자극에도 쉽게 통증을 느끼거나 출혈을 일으킬 수 있다. 질도 좁아지고 길이도 줄어들 수 있어 방사선 치료를 받은 여성은 일주일에 3~4회 확장기를 규칙적으로 사용하거나 성관계를 함으로써 이러한 변화에 대처해야 한다. 질 확장기는 플라스틱 혹은 고무로 된 튜브로, 질을 확장하는 데 사용하며, 몇 분 정도는 마치 큰 탐폰을 넣은 것과 같은 느낌을 느낄 수 있다.

성생활을 활발히 하지 않는 여성도 정상 크기의 질을 유지하는 것은 향후 정기적으로 시행할 골반 검진을 좀더 편안하게 하는 데 도움이 되므로 중요하다.

임상 병기 IB기의 자궁경부암

병기 IB의 자궁경부암에 대한 치료는 2가지로 나눌 수 있다. 광범위 전자궁 절제술과 골반 림프절 절제술이 그 하나이며, 높은 에너지의 외부 그리고 내부 방사선 치료의 조합이 다른 하나다.

광범위 전자궁 절제술과 골반 림프절 절제술 후 암세포가 수술 절단면에 존재하거나 림프절 전이가 발견될 경우에는 항암화학 요법을 포함한 방사선 치료가 필요하다. 드물게는 방사선 치료를 수술 전에 시행하여 종양의 크기를 줄인 후 수술을 하기도 한다.

높은 에너지의 외부 그리고 내부 방사선 치료의 조합은 광범위 전자궁 절제술과 골반 림프절 절제술과 비교하였을 때 유사한 완치율(85~90%)을 보인다. 따라서 전신상태를 고려하여 치료 방법을 결정할 수 있다.

최근 임상 연구에 의하면 병기 IB2 자궁경부암 환자의 치료에서 항암제인 시스플라틴을 방사선 치료와 함께 사용하였을 때 방사선 치료를 단독으로 사용한 경우에 비하여 더욱 효과적이라는 결과가 확인되었다.

임상 병기 IIA기의 자궁경부암

1) 광범위 전자궁 절제술과 림프절 절제술
광범위 전자궁 절제술과 림프절 절제술 후에 복합 항암화학 방사선 치료를 병용한다.

2) 복합 항암화학 방사선 치료
임상 병기 IB의 자궁경부암 치료와 유사하며, 2가지로 나눌 수 있다. 높은 에너지의 외부 그리고 내부 방사선 치료의 조합이 흔히 사용되는데, 항암제인 시스플라틴이 방사선 치료와 함께 사용된다.
광범위 전자궁 절제술과 골반 림프절 절제술은 종양이 질로 많이 자라나지 않은 경우 시행한다. 광범위 전자궁 절제술과 골반 림프절 절제술 후 암세포가 수술 절단면에 존재하거나 림프절 전이가 발견될 경우에는 항암화학 요법을 포함한 방사선 치료가 필요하다. 2가지 치료에 의한 완치율(75~80%)은 유사하므로 종양의 크기와 성질, 치료의 부작용에 대한 생각, 그리고 전신상태를 고려하여 치료 방법을 결정할 수 있다.

임상 병기 IIB기의 자궁경부암
항암제인 시스플라틴을 이용한 항암화학 방사선 치료가 시행되는데, 5년 생존율은 약 75%다.

임상 병기 III-IVA기의 자궁경부암

대부분의 의사들은 두 그룹의 환자들을 치료 방법과 예후에 있어 유사하게 생각한다. 항암제인 시스플라틴을 이용한 항암화학 방사선 치료가 시행되는데, 5년 생존율은 약 20~40%이다.

임상 병기 IVB기의 자궁경부암

암에 의한 증상 완화와 삶의 질 향상을 위한 고식적 방사선 치료와 복합 항암화학 요법, 그리고 새로운 항암제나 약물 병용의 임상시험이 있다.

이 병기에 있는 자궁경부암은 완치를 생각할 수 없다. 그러나 5년 생존율은 20% 정도다.

치료 방법으로는 국소 침윤이나 원격전이에 의한 증상을 완화하기 위한 방사선 치료가 있다. 대부분 항암화학 요법을 권유하며, 1가지 혹은 그 이상의 항암제를 조합하여 사용하는 새로운 임상연구나 실험적 치료법들이 사용되기도 한다.

재발한 자궁경부암의 치료 방법

골반내용물 모두 제거술 이후 복합 항암화학 방사선 치료와 암에 의한 증상 완화와 삶의 질 향상을 위한 고식적 항암화학 치료, 그리고 새로운 항암제나 약물 병용의 임상시험이 있다.

재발한 자궁경부암이란 치료 후에 병변이 다시 나타난 것을 의미한다.

재발은 위치에 따라 국소 혹은 원격으로 분류되는데, 골반 내에서만 국소 재발한 경우 일부 환자에게는 골반내용 모두 제거술이 치료 방법이 될 수 있으며, 수술 성공률은 40~50%다. 혹은 증상 완화를 위한 항암화학 요법이나 방사선 치료가 선택될 수 있다.

암이 원격 재발한 경우에도 증상 완화를 위한 항암화학 요법이나 방사선 치료가 선택될 수 있다. 원격 재발한 자궁경부암 환자에 대한 새로운 치료법들이 현재 임상시험 중에 있다.

임신 중에 발견된 자궁경부암

소수의 경우 임신 중에 자궁경부암이 발견되기도 한다. 만일 임상적 병기 IA처럼 초기의 자궁경부암인 경우에는 만삭까지 임신을 유지하는 것이 안전하다고 알려져 있다. 분만 후 수주 후에 자궁경부에 대한 원추형 절제술이나 전자궁 절제술이 필요하다.

만일 임상적 병기 IB인 경우, 임신을 지속할지 여부를 의사와 상담해야 한다. 만일 임신을 지속하지 않기로 하였다면 광범위 전자궁 절제술, 방사선 치료 혹은 2가지 방법의 병용이 치료 방법이다. 임신을 지속하기로 결정하였다면, 태아가 자궁에서 나와서도 살 수 있는 가장 이른 주수에 제왕절개술을 통해 분만해야 한다. 보다 진행한 자궁경부암의 경우 즉각적인 치료가 가장 안전한 선택이다.

■ 치료 후 합병증

자궁경부암 치료 후에 나타날 수 있는 일들

골반 검진, 자궁경부질 세포검사, 그리고 혈액검사와 영상검사들을 규칙적으로 받는 것은 자궁경부의 전암병변이나 암으로 치료받은 여성에게 매우 중요하다. 치료 후에 있을 수 있는 재발을 조금이라도 일찍 발견하기 위하여 몇 년 동안은 여러 가지 검사와 검진을 자주 받아야 한다. 암 치료 후에는 몇 년이 지난 후에도 부작용이 나타날 수 있으므로, 규칙적인 검진을 지속하면서 새로이 나타나는 문제를 상의해야 한다.

암 환자들은 직장을 그만두거나 가족을 돌보지 못하는 것, 일상생활에 적응하는 것에 대한 걱정 외에도 각종 검사나 치료, 입원, 그리고 의료비 지출에 대한 걱정이 동반된다. 이때 의사와 간호사를 포함한 의료진들은 치료나 기타 활동에 대한 의문을 해결해줄 수 있으며, 사회복지사나 상담

원들도 상담을 통해 의료 외적인 문제들에 대한 의문을 해결해줄 수 있다. 친구나 친척들도 환자에게는 도움이 될 수 있다. 함께 치료받고 있는 다른 암 환자들도 서로의 고민을 이야기할 수 있는 좋은 대화 상대다. 어쨌든 모든 환자는 서로 다른 상황에 있으므로, 같은 종류의 암을 가지고 있더라도 치료는 서로 다를 수 있다. 따라서 친구나 가족의 의견 가운데 바람직하다고 생각되는 것을 의사와 상의하도록 한다.

암 치료에 따른 부작용은 치료의 종류와 범위에 따라 결정된다. 암 치료 기간 동안 식사를 잘하는 것은, 체중감소를 예방하고 기력을 회복하는 데 필요한 충분한 칼로리와 단백질을 섭취하여 치료로 인해 나타날 수 있는 부작용에 잘 대처할 수 있다는 점에서 중요하다.

의료진들은 치료에 따른 부작용을 설명해, 치료 기간 동안이나 이후에 나타날 수 있는 증상을 줄여줄 수 있다. 따라서 부작용이 나타날 경우 이를 의료진에게 알리는 것이 매우 중요하다.

수술 후에 나타날 수 있는 합병증

전자궁 절제술은 큰 수술이다. 수술 이후에는 아랫배의 통증을 느낄 수 있는데 이러한 통증은 대개 약물로 조절이 가능하다. 소변을 보는 데 어려움이 있어 수술 후 며칠간 방광 내에 도뇨관을 넣을 수도 있다. 장의 움직임이 정상적으로 돌아오기까지 어려움이 있을 수도 있다. 따라서 수술 후 얼마 동안은 수술 부위의 회복을 위해 활동을 제한할 필요가 있다.

성생활을 포함한 일상적인 생활은 약 8주가 지난 이후부터 가능하다.

자궁을 수술로 제거하면 더 이상 생리가 나타나지 않는다. 하지만 성적인 욕구나 성생활 능력은 자궁 절제술에 의해 영향을 받지 않는다. 많은 수의 여성이 자궁 절제술 이후 감정적으로 어려운 시기를 보낸다고 한다. 더 이상 임신을 할 수 없고 생리를 하지 않는다는 것은 여성에게 있어 스스로의 성적 매력에 대한 인식을 바꿀 수도 있다. 이런 인식들은 의료진과의 대화를 통해 해결할 필요가 있다.

수술로 인한 합병증에는 급성 합병증과 만성 합병증이 있다. 급성 합병증이란 수술 직후에 일어나는 합병증으로 출혈, 장폐색, 혈관 손상, 요관 손상, 직장파열, 폐렴, 폐색전증 등이 있으나 수술 기법의 발전으로 인하여 최근 이러한 급성 합병증의 발생은 드문 편이다.

만성 합병증으로는 방광이나 직장의 기능 부전이 가장 대표적이다. 이러한 합병증이 생기는 원인은 침윤성 자궁경부암으로 수술을 하는 경우에는 근종이나 기타 양성 질환으로 수술을 하는 경우와는 달리 근치적 자궁 절제술과 림프절 절제술을 동시에 시행하기 때문이다. 근치적 자궁 절제술은 단순히 자궁뿐만 아니라 자궁 주변의 조직을 많이 포함하여 절제하는 것을 말한다. 이러한 경우 방광이나 직장으로 들어가는 신경조직이 많이 손상되기 때문에 수술 후 배뇨나 배변에 장애가 올 수 있다.

이와 같은 부작용을 줄이기 위하여 최근에는 신경보존 광범위 자궁 절제술 등이 개발되어 시도되고 있다.

방사선 치료 이후에 나타날 수 있는 일들

방사선 치료를 받는 동안에는 쉽게 피로를 느낄 수 있으며, 특히 치료의 후반기에 더욱 그렇다. 휴식은 물론 중요하지만, 대부분의 의사들은 환자들이 가능한 한 활동적으로 생활할 것을 권유한다.

외부 방사선 치료를 받으면 치료받은 부위의 털이 빠지고, 피부가 빨갛게 변하고 건조해지며, 가렵고 약간씩 아프다. 경우에 따라서는 치료받은 부위의 피부가 영구적으로 검게 변하는 일도 있을 수 있다. 이러한 부위는 가능한 한 공기에 노출시켜야 하지만, 태양빛이나 자극을 줄 수 있는 옷은 피해야 한다. 의사와의 상의 없이 연고나 로션 등을 사용하면 안 된다.

종종 방사선 치료 중에는 성생활을 하지 말라는 말을 듣기도 하지만, 대부분 치료가 끝나고 몇 주가 지나면 성생활을 시작할 수 있다. 방사선 치료 후에는 질이 좁아지거나 유연성이 줄어들어 성교 시 통증을 느낄 수도 있다. 이러한 문제들을 줄이기 위해서 질 확장기 사용법이나 윤활제 사용법을 배우는 것이 바람직하다.

방사선 치료를 받는 환자들은 설사나 잦은 소변, 그리고 배뇨 시 통증을 느낄 수 있는데 이러한 문제들은 약물에 의해 조절할 수 있다. 이러한 증상이 나타나는 원인은 자궁에 비하여 방사선에 상대적으로 약한 장 점막, 방광 점막 등이 손상되기 때문이다.

급성 합병증으로는 장 운동의 일시적인 증가와 점막의 손상으로 올 수 있는 설사, 그리고 일반적인 방광염과 비슷한 증상이 있을 수 있고, 만성 합병증으로는 치료가 끝나고 6개월 이상 경과 후 장폐색과 직장과 방광 점막의 손상으로 인한 혈변, 혈뇨 등이 있을 수 있다. 방사선 치료 후 질의 위축 또는 경화 등이 올 수 있으나 호르몬 치료와 국소 치료를 병행함으로써 어느 정도 예방과 치료를 할 수 있다.

항암화학 요법 이후에 나타날 수 있는 일들

항암화학 요법의 부작용은 주로 약물의 종류와 양에 의해 결정된다. 또한 다른 치료에서와 마찬가지로 사람마다 부작용이 다르게 나타날 수 있다. 항암제는 일반적으로 빠르게 분열하는 세포에 영향을 미친다.

빠르게 분열하는 세포에는 혈구세포들이 있는데 감염에 대항하는 백혈구와, 산소와 영양소를 운반하는 적혈구, 그리고 응고를 돕는 혈소판 등이 있다. 따라서 혈구세포들이 항암제에 의해 영향을 받으면, 쉽게 감염되고 멍이 잘 들거나 출혈 경향을 보이며, 힘도 잘 못 쓰게 된다.

모근에 있는 세포와 소화기관을 덮고 있는 세포들도 빠르게 분열한다. 항암제가 이러한 세포들에 영향을 미치게 되면 환자들은 털이 빠지고 식욕이 줄거나 오심, 구토를 호소하며 입 안에 궤양이 생기기도 한다. 하지만 약물로 이러한 부작용들을 조절할 수 있으며, 치료가 끝나면 증상들이 점차 사라지면서 회복된다.

생물학적 치료 이후에 나타날 수 있는 일들

생물학적 치료로 인한 부작용은 치료의 종류에 따라 다양하다. 오한, 발열, 근육통, 무력감, 식욕 감소, 오심, 구토, 설사처럼 인플루엔자에 감염된 것과 유사한 증상들이 나타날 수 있다.

일부 환자들에게는 발적이 나타나고 출혈 경향을 보이거나 멍이 쉽게 생기기도 한다. 이러한 증상들은 심해질 수도 있지만 치료가 끝나면 점차 사라진다.

자궁경부암 환자들의 치료

자궁경부의 전암병변이나 암의 초기단계에 치료받은 환자들의 예후는 매우 우수하여, 거의 대부분의 환자들이 완치된다.

또한 현재에도 자궁경부암의 새로운 치료법을 개발하기 위한 연구가 지속되고 있다.

환자와 가족들은 치료 후에 있을 수 있는 일에 대해 걱정하게 마련이다. 때로는 통계를 보고 자신의 완치 가능성을 예상하기도 한다. 어쨌든 통계는 많은 수의 환자를 기초로 한 평균에 불과하다.

이 세상에 똑같은 사람은 없고, 치료법과 치료에 대한 반응도 다양하므로 통계만 믿고 자신에게 어떤 일이 일어날지 예측하는 것은 불가능하다. 그런 측면에서 환자를 직접 돌보고 치료하며, 병력을 잘 알고 있는 의사가 치료 가능성에 대한 상담을 하기에 가장 적합한 위치에 있다.

또한 의사들은 종종 완치라는 용어보다 완화 또는 관해라는 용어를 사용하는데, 이는 암의 재발 가능성을 염두에 두기 때문이다.

■ 림프부종 관리

림프부종이란 무엇인가

림프부종은 림프 배액의 장애로 인해 간질 내에 단백질 성분이 많이 함유된 수분이 축적되어 발생한다. 림프부종은 근력 약화, 감각 이상, 통증, 관절 운동 이상 등과 거대하게 커진 상지와 하지로 인한 미용상의 문제점, 그리고 이로 인한 정신적인 자신감의 상실 등을 초래하게 된다.

또한 봉와직염^cellulites, 림프관염^lymphangitis, 단독^erysipelas으로 인해 갑작스러운 림프부종의 악화와 심할 경우 전신적 감염으로 인한 생명의 위험까지 초래하기도 한다.

림프계의 구조와 기능

림프계는 림프관과 림프 기관으로 구성된다. 림프관은 조직학적 구조에 따라 모세림프관$^{lymph\ capillary}$, 전집합관^{precollector}, 집합관^{collector}, 체간림프관$^{lymph\ trunk}$으로 구분된다.

림프 기관에는 흉선^{thymus}, 림프절, 비장, 편도^{tonsil}, 림프소낭$^{lymph\ follicle}$ 등이 있다. 림프계는 간질내의 여분의 체액^{fluid}과 단백질을 혈액계로 되돌려주어 조직의 체액의 삼투압 평형$^{fluid\ balance}$을 유지하는 역할을 하고 있다. 또한 면역반응이나 지방의 흡수에도 중요하다.

림프부종의 발생기전

집합관^{collector}이나 국소 림프절의 손상 시에도 림프계 배액 기능의 장애가 초래될 수 있다. 림프관이나 림프절의 손상 후에는 림프계 배액 기능의 수복이 일어나게 된다. 하지만 체액 배액 요구를 충족시키지 못하면 간질에 체액이 축적되면서 림프부종이 발생하게 된다.

림프부종의 원인과 위험 요인

• 수술, 방사선 치료, 림프절 조직 검사 등에 의한 림프계 배액 기능의

손상.

- 림프부종의 위험 요인에 반복적으로 노출.
- 사우나, 찜질, 침, 부황, 주사, 과도한 운동, 항암 치료, 정맥 질환의 동반, 피부질환, 비행기 탑승, 꼭 끼는 속옷 착용, 타박상과 같은 외상.
- 암 자체나 암의 전이에 의한 림프절 또는 림프관의 침범.

림프부종의 예방과 관리

피부 관리

- 팔과 다리를 깨끗하게 유지하도록 한다.
- 피부가 트지 않도록 매일 보습제를 바른다.
- 손톱과 발톱을 깎을 때는 조심하도록 하며 손톱 뿌리 부분을 자르지 않도록 한다.
- 벌레에 물리지 않도록 하고 자외선 차단제를 사용한다.
- 상처를 입지 않도록 주의한다.
- 세제나 연장을 사용해야 할 때 장갑을 착용한다.
- 피부에 상처를 입으면 깨끗이 씻고 적절한 약을 사용하며 감염되지 않도록 주의한다.
- 피부에 발진이 있거나 가려우며 통증이 있고 국소적으로 열이 나며 감기증상이 있으면 바로 의사를 찾도록 한다.
- 주방에서 일을 할 때 화상을 입지 않도록 주의한다.

운동이나 일상생활

- 규칙적인 운동의 간격과 강도를 정한다.
- 운동 중이나 후에 사지의 크기나 모양 또는 얼마나 부드러운지 혹은 얼마나 무거운지 등의 변화가 있는지 잘 관찰한다.
- 부종이 있는 부위의 상지에는 무거운 물건이나 핸드백을 들지 않는다.
- 어깨에 메는 가방이나 핸드백은 사용하지 않도록 한다.

사지를 압박하는 것을 피한다

- 가능하다면 주사나 채혈, 혈압 측정은 건강한 팔 쪽으로 한다.
- 액세서리(시계나 팔찌 등)나 옷은 헐거운 것을 착용하도록 한다.

림프부종용 스타킹의 착용

- 무거운 것을 들거나 오래 서 있거나 혹은 달리기 등의 힘든 일을 할 때 림프부종의 발생 위험이 있는 쪽의 사지에는 림프부종용 스타킹을 착용하도록 한다.
- 비행기를 탈 때에도 림프부종용 스타킹을 착용하도록 한다.

기타

- 뜨거운 사우나를 하지 않는다.
- 하지 림프부종의 위험이 있는 환자들은 오랫동안 앉아 있거나 서 있지 않는다.
- 속옷 등은 너무 조이지 않는 것을 착용한다.

림프부종의 증상과 중증도

림프부종이 있는 부위의 따끔거림, 무거움, 위약, 비대 등을 흔히 경험하게 된다. 림프부종의 중증도와 관련해 국제림프학협회에서는 림프부종을 림프계의 이상은 존재하지만 임상적 증상은 없는 0기(잠복기)를 포함하여 4단계로 분류하고 있다.

림프선염

단백질이 많이 함유된 간질액은 박테리아가 성장하기 좋은 배지가 된다. 림프부종을 치료하지 않고 방치해두면 림프선염이 발생할 수 있는데 림프선염이 발생했을 때는 다음과 같은 증상이 나타난다.

발진이나 반점이 보이며, 염증이 발생한 부위에 가려움증이 있고, 피부 변색이 나타나기도 하며, 부종이 더 심해지거나 손발이 더 무겁게 느껴진다. 또한 동통이 있으며 국소적 혹은 전신적으로 열이 나거나 오한이 들기도 한다.

림프부종의 진단 방법

림프신티그라피

원인을 알 수 없는 부종이나, 림프부종이 의심되는 환자에게는 림프신티그라피lymphoscintigraphy를 시행한다. 림프신티그라피 검사란 환자에게 방사선동위원소를 환자의 손가락 사이나 발가락 사이에 주사한 후 일정 간격으로 촬영하여 림프관과 림프절을 통해 동위원소가 이동하는 것을 관찰하는 방법이다. 이를 통해 림프계 이동능력의 저하 여부와 그 중증도의 확인, 치료 방침을 결정한다.

림프관 조영술

과거에는 림프부종의 진단 방법으로 널리 이용되었으나 검사 후 림프부종의 악화에 대한 우려로 인해 현재는 림프신티그라피로 대부분 대체되고 있다. 하지만 수술을 전제로 한 경우에는 림프계의 해부학적 구조와 이상 유무를 상세히 확인할 수 있어 아주 유용한 검사다.

전산화 단층촬영과 자기공명영상검사

림프부종이 암 자체 또는 전이에 의해서 림프관이나 림프절을 침범해서 발생했는지를 확인하기 위한 경우나 수술을 전제로 수술 계획을 결정하는 데 필수적인 검사다.

치료 방법

림프부종은 적절한 치료를 시행하지 않으면 점진적으로 진행해 조직의 변화까지 초래하는 만성적 질환이다. 림프부종의 치료에 있어서는 예방이 최우선이고 조기 발견과 조기 치료가 중요하다.

림프부종이 일정 기간 이상 지속되면 완치란 개념보다는 일상생활에 지장을 주지 않도록 증상을 조절하고 더 이상의 악화를 방지하는 것이 중요하다. 림프부종의 효과적인 치료를 위해서는 재활의학과 의사, 부인종양 전문의사, 종양내과 의사, 치료사, 간호사의 유기적인 팀 접근법과 환자와 가족의 적극적인 의지가 필수적이다.

수술적 치료

수술적 치료는 비수술적 치료로 조절되지 않는 림프부종, 사지의 기능장애가 있는 경우, 사지종창에 의한 통증이 있는 경우, 감염이 반복되는 경우 또는 림프혈관육종이 발생했거나 성형적인 이유에 한해서 실시되고 있다.

수술로 상태의 호전을 기대할 수는 있으나 수술 후에도 복합 림프부종 치료를 포함한 비수술적 치료들이 지속되어야 하는 경우가 많다.

비수술적 치료

1) 약물 치료

급성기에는 이뇨제를 사용하기도 한다. 플라보노이드^{flavonoid} 제제나 벤

조피론^{benzopyrone} 제제가 일부에서 시도되고 있지만 효과나 부작용에 대한 논란이 있는 상황이다.

2) 유전자 치료

최근에는 림프계의 조직을 유전자 치료법을 이용해 생성하는 연구가 진행 중이다.

3) 항생제 치료

감염은 림프부종을 악화시키므로 감염이 동반되어 있을 때에는 항생제 치료를 실시한다.

4) 복합 림프부종 치료

림프부종의 중증도 및 동반된 질환이나 진행 중인 암 치료의 종류에 따라 부종 치료 프로그램의 종류나 시간은 상이하므로 반드시 의료진과 상의해야 한다. 심한 경우에는 피부관리, 도수림프 마사지, 비탄력 붕대법, 운동으로 구성되는 2주 정도의 복합 림프부종 치료를 하게 되며 이후 자가 관리를 할 수 있도록 교육을 받는다.

• 피부 관리

피부 문제는 림프계의 부적절한 기능과 과부하가 있는 림프부종 환자들의 상태를 더욱 악화시킨다. 이런 이유로 부종 초기부터 피부문제를 방지하여 언제나 유연하고 수분이 많은 상태로 유지하며 햇볕에 타거나 벌레에 물리지 않도록 주의해야 한다. 또한 치료에 들어가기 앞서 처음으로 실행되어야 할 것이 피부 청결이다.

부종이 만성적으로 지속되면 피부는 산소와 필요한 여러 가지 영양분을 제대로 공급받지 못하여 건조해지고 그런 상태가 지속되면 괴사가 일어나기도 한다. 그렇기 때문에 샤워 후에는 수분이 많이 함유된 오일이나 크림 등을 항상 발라야 한다.

- 도수림프 마사지

  도수림프 마사지$^{\text{MLD, manual lymph drainage}}$는 림프액 이동능력이 떨어져 있는 부위에서 림프액의 이동능력이 양호한 부위로 림프액의 흐름을 이동시키는 방법이다.

- 특수 비탄력 압박 붕대

  림프부종 치료 시에 이용되는 특수 비탄력 압박 붕대$^{\text{short-stretched bandage}}$는 탄력성이 적은 붕대이며 림프부종 치료에 아주 중요하다. 근육의 반복적인 펌핑작용의 효과를 증가시키기 위해 근육의 수축 시에는 늘어나지 않아서 조직에 가해지는 압력을 증가시킬 수 있어야 하고, 근육의 이완 시에는 정맥 순환에 지장을 초래하지 않는 정도의 압력만 가해져야 한다.

  특수 비탄력 붕대 치료 기간에는 붕대를 하루 종일 착용해야 한다. 가정에서 간단한 샤워라도 한다면 샤워 후에 즉시 감는 것을 치료 원칙으로 한다. 붕대를 착용한 후 더욱 부종이 발전되거나 피부자극이 지나치게 되어 피부가 붉게 일어난다면 주치의와 상의해야 한다.

• 운동

운동은 말초 림프선에 의한 흡수를 증가시키고 림프관이 더 펌핑작용을 잘하게 하며 근력과 림프부종으로 인한 근 소모를 피하고 회복시켜주는 작용을 한다. 동반된 질환이나 진행 중인 암 치료의 종류에 따라 운동 프로그램의 종류나 시간은 다르므로 반드시 의료진과 상의해야 한다.

보통 하루에 2회 정도 운동을 할 수 있도록 권장하고 있으나 환자의 상태에 따라 횟수를 조절할 수 있다. 운동을 할 때는 반드시 붕대나 스타킹을 착용한 상태에서 이루어져야 하며, 운동 후 부종의 증가나 피부 자극 등의 문제가 발생되면 주치의와 상의해야 한다.

림프부종 환자의 식이

림프부종 환자는 그 영양 상태를 평가하고 그에 맞는 영양 섭취 방법을 간구해야 한다.

저 알부민 혈증은 삼투압으로 인해 체액을 간질 사이로 이동하게 한다. 따라서 혈중 단백질과 몸무게를 정기적으로 측정하고, 단백질이 풍부한 식이를 하도록 한다.

림프부종 환자의 통증 관리

림프부종 환자는 부종 자체로 인한 이상 감각과 신경압박에 의한 저림 등의 통증을 경험하게 된다. 통증은 약물이나 전기자극 요법 등으로 완화시킬 수 있으나 가장 효과적인 방법은 림프부종의 감소다.

Point

치료의 종류

암 치료 방법은 크게 수술 요법, 항암화학 요법, 방사선 치료 등 3가지로 구분된다. 이외에 국소 치료법, 호르몬 요법, 광역학 치료법, 레이저 치료법 등이 있으며, 최근에는 면역 요법, 유전자 요법까지 포함시키기도 한다.

치료 방법의 결정

진단된 암의 종류, 진행상태(병기), 환자의 전신상태 등에 따라 결정된다. 자궁경부암의 병기는 치료 방법의 결정에 가장 중요한 인자다. 또한 자궁경부암의 정확한 위치, 병리 조직의 종류, 나이, 전신상태, 그리고 가임 능력 유지에 대한 판단 등이 있다.

재발한 자궁경부암의 치료

치료 후에 병변이 다시 나타나는 것을 재발이라고 한다. 골반 내에서만 국소 재발한 경우 골반내용 모두 제거술이 있으며, 혹은 증상 완화를 위한 항암화학 요법이나 방사선 치료가 선택될 수 있다.

자궁경부암의 재발
임상시험
통증 관리
영양 관리

▊ 자궁경부암의 재발

자궁경부암도 다른 암과 마찬가지로 치료 후 재발하는 경우가 있을 수 있다. 재발을 빨리 발견하는 경우나 국소재발인 경우 방사선 치료, 수술 등의 방법으로 다시 한 번 완치를 기대할 수 있으므로 철저한 추적검사가 필수적이다.

자궁경부암이 재발할 경우 수술, 항암화학 요법, 방사선 요법, 면역 요법과 이들의 복합 요법 등이 사용되고 있으나 그 치료 효과는 아직 미흡한 실정이다.

치료되었던 암이 다시 나타나는 것을 암의 재발이라고 한다. 재발한 암은, 처음 치료에서 완전히 제거되거나 파괴되지 않은 세포들로부터 시작된다. 어떤 경우에는 재발한 암이 너무 작아서 추적관찰에서 발견되지 않을 수도 있다. 이러한 것이 치료가 잘못되었다는 것을 의미하거나 환자가 무언가 잘못했다는 것은 아니다. 이는 단지 눈으로 발견되지 않는 미세

암 세포가 치료에 반응하지 않고 생존해 있다가 어느 시점에서 수가 갑자기 증가하여 발견된 것을 의미한다.

암이 재발하면 처음 암이 발생하였던 자궁경부 부위에서 항상 나타나는 것은 아니다. 드물기는 하지만, 이전의 암과는 전혀 다른 완전히 새로운 암이 발생하는 경우도 있는데 이런 경우보다는 재발이 훨씬 흔하다.

재발은 발생한 부위에 따라 다음과 같이 분류할 수 있다.

- 국소재발local recurrence
  암이 처음 발생하였던 장소와 동일한 곳 혹은 아주 가까운 곳에 재발한 경우.

- 국부재발regional recurrence
  암이 처음 발생하였던 장소와 가까운 부위의 림프절이나 조직에 재발한 경우.

- 원위재발distant recurrence
  암이 처음 발생하였던 장소와는 먼 부위에 있는 조직이나 기관에서 암이 재발한 경우.

재발한 자궁경부암에 대한 치료는 이전에 시행받은 치료의 종류와 재발한 장소에 따라 결정된다. 즉, 국소재발인 경우 수술이나 방사선 치료를 시행하여 재발한 암을 제거하거나 파괴하는 방법을 사용한다. 원위재발인 경우, 항암화학 요법이나 생물학적 치료 혹은 동시 항암화학 방사선 치료 등을 사용한다.

암이 재발했을 경우, 주치의에게 의문사항을 모두 질문하고 치료 방법에 대하여 의논하는 것이 중요하다. 기존의 표준치료법으로 재발한 암의 치료가 불가능하다고 판단될 경우, 새로운 치료법에 대한 임상시험에 참여하는 것도 하나의 방법이다.

■ 임상시험

임상시험은 암을 치료하는 데 좀더 나은 방법을 찾기 위한 연구다. 실제로 현재 행해지고 있는 표준치료법들은 모두 과거에 시행되었던 임상시험의 결과들이다. 각각의 임상시험은 어떠한 환자를 대상으로 할지에 대한 규칙이 있다. 환자의 암의 종류와 연령, 그리고 이전의 치료 방법과 재발 정도 등이 이에 해당한다.

임상시험에는 혜택과 위험이 동시에 존재한다. 임상시험 참여 여부를 결정하기 전에 주치의와 충분히 상의해야 한다.

임상시험의 단계는 다음과 같다.

- I상 임상시험
  치료약의 용량과 안전성, 그리고 투여 방법을 결정하는 것.

• II상 임상시험

암이 새로운 약제 혹은 치료에 반응하는 정도를 결정하는 것.

• III상 임상시험

기존의 표준치료법과 새로운 치료법의 우월성을 비교하는 것.

임상시험에 참여하는 것은 본인과 향후 암으로 치료 받을 사람들을 도울 수 있는 방법이다. 임상시험 참여를 원하는 경우, 주치의에게 본인의 임상시험 참여 여부를 알아보아야 한다.

주치의와 치료를 결정하는 데 상담해야 할 내용
• 내가 선택할 수 있는 치료법은 무엇인가?
• 나에게 가장 적합한 치료법은 무엇인가?
• 이 치료법이 기존에 내가 받은 치료와는 어떻게 다른가?
• 내게 추천되는 치료의 성공 가능성은 어느 정도인가?
• 치료는 얼마나 오래 걸리는가?
• 치료의 합병증이나 부작용은 무엇이고 얼마나 지속되는가?
• 부작용은 어떻게 치료해야 하는가?
• 내가 임상시험에 적합한가?
• 임상시험에 참여함으로써 내가 받을 수 있는 혜택은 무엇인가?

자궁경부암도 다른 암과 마찬가지로 치료 후에 재발하는 경우가 있을 수 있다. 재발을 빨리 발견하는 경우나, 국소재발인 경우 방사선 치료, 수

술 등의 방법으로 다시 한 번 완치를 기대할 수 있으므로 반드시 철저한 추적검사를 받아야 한다.

병기에 따라 큰 차이가 있지만, 자궁경부암은 1차 치료 후 재발률이 30~50%에 달하며, 재발 후에는 생존율이 10~15%로 크게 떨어지는 것으로 보고되고 있다.

재발성 자궁경부암의 경우, 골반 내에 국소적으로 재발된 환자의 경우 골반내용물 제거술Exenteration, 수술방사선동시요법CORT, 측확장 내골반절제술LEER 등을 시행하여 또한 수술이 불가능한 환자에서는 세기변조방사선치료IMRT 등 최신기법을 이용한 치료를 시도할 수 있다.

1979년 1월부터 1987년 5월까지 서울대학교병원 산부인과에서는 침윤성 자궁경부암으로 진단되어 근치적 자궁절제술을 받은 환자 가운데 추적조사에서 발견된 재발환자 78예의 재발성 자궁경부암을 임상적으로 분석 검토하여 다음과 같은 결과를 얻었다.

재발 부위 분포는 중앙골반재발이 16.7%, 골반측변재발이 35.9%, 원격전이 47.7%이었으며, 원격전이가 가장 빈번히 일어나는 장기는 폐였다. 수술 후 재발까지의 기간은 1년 이내에 53.8%가 재발했고 2년 이내에 80.7%가 재발했다.

임상 병기가 진행된 암일수록 재발까지의 기간이 짧았으며, 중앙골반재발이 골반측벽재발이나 원격전이보다 유의하게 일찍 일어났다. 39예 (50%)가 증상 없이 정기추적검사에서 재발이 발견되었고, 재발 환자의 누적 생존율은 재발 후 6개월 67.6%, 1년에 40.5%, 2년에 21.6%이었으며 5년 생존율은 10.8%였다.

재발성 자궁경부암에서의 원격전이가 중앙골반재발이나 골반측벽재발보다 누적 생존율이 낮았다. 결론적으로 재발 후 적절한 치료를 받은 군이 치료를 받지 않은 군에 비하여 누적 생존율이 높았다.

따라서 자궁경부암으로 치료를 받은 환자들은 증상이 없더라도 정기적인 검진을 받아야 한다. 앞의 연구에서처럼 재발 환자의 절반에서는 증상을 전혀 느끼지 못하므로 검진의 필요성을 느끼지 못할 수도 있지만, 이 단계에서 치료가 이루어져야 완치를 기대할 수 있다.

▌통증 관리

◯ 통증을 조절해야 하는 이유

통증은 암 환자들이 겪는 가장 흔하며 고통스러운 증상 가운데 하나다. 대부분의 통증은 충분히 조절될 수 있고, 통증을 덜 느끼게 되면 환자들은 좀더 활기차고 좋아하는 일을 할 수 있다. 그러나 통증을 충분히 조절하지 않는다면 환자의 활동이 제한되고, 수면 방해와 식욕 저하를 느낄 수 있다. 뿐만 아니라 환자의 통증은 가족들의 걱정을 유발하며, 가족의 삶의 질에도 큰 영향을 미친다.

특히, 해결되리라는 희망이 없는 극심한 통증은 일상생활을 방해할 뿐만 아니라 절망감을 느끼게 하여 삶의 질을 크게 손상시키기 때문에 통증을 충분히 조절해주어야 한다.

통증의 원인

암 환자의 통증은 반드시 암의 진행에 의해서만 발생하는 것은 아니다. 암 환자의 통증 원인을 살펴보면 암의 진행과 관련된 통증은 약 3분의 2 (65%)로, 수술, 방사선 치료, 항암약물 요법에 의해서도 발생할 수 있다(25%).

또한 두통, 근육통 그 밖의 다른 부위의 통증과 같이 질병이나 처치와는 무관한 통증(10%)도 있다. 협심증, 당뇨병성 신경증, 퇴행성 골관절 질환에 의해서도 통증이 나타날 수 있다. 하지만 이러한 통증도 현재 환자가 앓고 있는 질병 때문에 생기는 통증과 함께 치료할 수 있다.

환자의 주관적인 통증 표현

통증은 환자 본인이 느끼는 증상이기 때문에 매우 주관적이나 의사와 간호사에게는 환자 자신의 통증에 대한 보고 혹은 가족의 환자에 대한 통증에 대한 보고가 매우 중요하다. 특히, 통증이 조절되지 않는 가장 큰 이유는 통증 평가가 제대로 되지 않기 때문이므로 통증을 평가하는 것이 매우 중요하다.

통증을 객관적으로 평가하는 방법들이 있으므로 이를 이용하여 환자, 가족 그리고 의료진 간에 의사소통을 하는 것이 중요하다. 통증 치료를 시작할 때 적절한 방법으로 통증을 평가하고 통증 치료 시작 후에도 정기적으로 통증을 평가해야 한다.

통증 조절

통증 조절 방법이 사람마다 다르기 때문에 의료진이 적절한 투약이나 처치를 사용할 때도 환자는 원하는 만큼의 통증 감소를 느끼지 못할 수 있다. 따라서 통증에 대한 처치를 받는 동안 통증의 상태가 나아졌는지 등을 알려주어야, 의료진은 최상의 통증 조절 방법을 찾아낼 수 있다.

예를 들어, 과거에 사용했던 진통제 효과는 어떠했는지, 약에 대한 알레르기를 포함해서 환자가 갖고 있는 모든 알레르기, 현재 받고 있는 투약과 건강식품 비타민, 기타 비 의료적인 처치들에 관해서 의료진과 상담해야 한다. 왜냐하면 어떤 투약과 처치는 함께 사용해서는 안 되기 때문이며 의료진은 이를 바탕으로 병행 요법을 찾아낼 수도 있다.

약이나 처치에 대해 환자가 갖고 있는 두려움과 선입견을 의사와 간호사에게 이야기하면 의료진들이 이에 대답해주고 적절한 통증 처치 방법에 대해 설명해줄 수 있다.

통증 조절의 일반적인 주의사항

1) 약은 규칙적으로 복용해야 한다

주치의의 지시대로 규칙적으로 투약하는 것이 통증을 조절할 수 있다. 따라서 건너뛰거나 통증이 심해질 때까지 기다리지 말고 정해진 시각에 약을 복용해야 한다.

극심한 통증에 시달리다가 약을 복용하면 통증을 조절하기가 더욱 어렵다. 통증 조절의 궁극적인 목표는 통증을 예방하는 것이기 때문이다.

2) 의사나 간호사에게 추가 용량의 복용법과 복용 시기에 대해 질문한다

통증 조절을 위해서 많은 약들이 사용된다. 차를 타는 등의 활동은 통증을 악화시킬 수 있으므로 이러한 활동을 하기 전에 추가 용량을 복용할 수도 있다. 그러므로 비상시에 쓸 수 있는 속효성 모르핀을 미리 처방받을 필요가 있다.

3) 약의 효과를 의사에게 이야기한다

환자마다 약의 효과나 부작용이 다르기 때문에 처음 처방한 약이 환자에게 효과적이지 않을 수 있다. 그러므로 약의 효과에 대해 기록하여 의사나 간호사가 알 수 있도록 하는 것은 더 효과적인 처치를 찾기 위해 필요하다.

진통제의 종류 선택

통증 정도에 따라 약한 통증인 경우에는 비마약성 진통제, 중등도인 경우에는 약한 마약성 진통제, 심할 경우 모르핀과 같은 강한 마약성 진통제를 복용하게 된다.

신경병증성 통증의 경우 마약성 진통제가 효과가 없을 수도 있다. 특히 칼에 베인 듯한 느낌을 호소하는 통증의 경우에는 항간질제가 효과적일 수 있다.

이와 같이 통증의 강도와 종류에 따라 적절한 약제를 선택한다.

통증을 조절하기 위해 많은 진통제가 사용되고 의사는 1가지 또는 그 이상의 진통제를 처방할 수 있으므로 환자 또한 복용 중인 약에 대해 잘 알고 있어야 한다.

통증 조절을 위한 보조적 요법

통증을 더욱 효과적으로 조절하기 위해 진통제와 함께 다른 치료 방법을 활용할 수도 있다. 이완 요법, 냉찜질, 온찜질, 마사지나 휴식도 통증을 완화시키는 데 도움이 될 수 있고, 음악을 듣거나 텔레비전을 보는 것도 통증으로부터 주의를 환기시키는 데 효과가 있다. 이러한 방법을 사용할 경우에는 가족의 도움을 받는 것이 좋다.

보조적 요법들은 진통제의 효과를 더 높이고 다른 불편한 증상을 완화시킬 수는 있지만 약을 대신할 수는 없다.

약으로 통증이 조절되지 않을 경우

일부 환자들은 약으로 통증이 조절되지 않는 경우도 있으며, 이러한 경우 다음과 같은 처치가 통증을 완화시켜 줄 수 있다. 경구용 진통제의 부작용이 있거나 많은 용량의 진통제를 복용해야 하는 경우는 척추강 내에 직접 약물을 주입하기도 한다.

방사선 치료로 종양의 크기를 감소시키면 한 번의 방사선 치료로도 효과적으로 통증을 줄일 수 있다. 경구 약제나 피부 부착제로도 통증이 조절되지 않는 경우에는 신경차단술로 통증을 조절할 수도 있으며, 통증을 제거하기 위해 척수신경을 절단하는 방법도 있다. 종양이 신경, 신체 일부를 압박할 때 종양을 부분적으로 또는 전체를 제거하는 수술을 통해 통증을 완화시킬 수도 있다.

암에 의한 통증 응급상황
• 장폐쇄, 장천공
• 뇌전이
• 경막 전이, 척수 압박
• 체중을 지탱하는 뼈의 골절 또는 골절 임박
• 뇌수막 전이
• 감염에 의한 통증

통증 치료에 대한 잘못 알려진 사실들

통증이 있을 때만 약을 복용한다?

통증이 심해질 때까지 기다렸다가 약을 복용할 필요는 없다. 통증은 심할 때보다 약할 때 조절하기가 쉬우며, 처방된 진통제를 규칙적으로 제시간에 복용하는 것이 효과적으로 통증을 예방할 수 있는 방법이다.

진통제에 습관성이 생기거나 중독이 될 수 있다?

암 환자의 통증 조절을 위해 진통제를 사용하는 것은 습관성이 되거나 중독되지 않기 때문에 걱정할 필요가 없다. 또한 다른 치료 방법으로 통증이 줄어들면 약을 줄일 수도 있다. 규칙적인 약의 복용이 통증 조절에 효과적이라는 것을 명심해야 한다.

마약성 진통제는 미리 사용하면 나중에 쓸 약이 없다?

마약성 진통제는 천정효과가 없어서 통증이 심해지더라도 용량을 늘리면 효과가 지속되므로 걱정하지 않아도 된다.

오랫동안 약을 사용하면 약효가 줄어들어 용량을 늘려야 한다?

진통제를 오래 사용하는 경우 진통제에 몸이 익숙해져서 효과가 적어지는 경우가 생기는데 이를 내성이라고 한다. 이때는 용량을 늘리거나 다른 약으로 바꾸거나 추가할 수 있으므로 걱정할 필요는 없다. 그러나 용량을 늘려야 하는 경우는 진통제에 내성이 생겨서라기보다는 대부분 암이 점차 악화되었기 때문인 경우가 많다.

통증을 너무 자주 호소하면 의료진이 환자나 보호자를 귀찮게 생각한다?

과거와는 달리 의료진은 통증 조절을 암 환자의 치료에 있어 중요한 부분으로 인식하고 있다. 통증이 나타나거나 심해져 진통제를 투여했는데도 효과가 없으면 의료진에게 주저 없이 이야기하도록 한다.

▌ 영양 관리

　자궁경부암 선별검사를 받는 여성은 받지 않는 여성에 비하여 극적인 자궁경부암 발생의 감소를 보인다. 따라서 가장 중요한 사항은 여성이면 누구나 규칙적인 검사를 받아야 한다는 것이다.

　대부분의 자궁경부암은 예방이 가능하다. 따라서 이상 세포를 조기에 발견하는 것은 대단히 중요하다. 자궁경부암은 규칙적인 선별검사와 전암병변에 대한 치료로 예방할 수 있는 드문 질환 가운데 하나다.

　많은 여성들이 얼마 동안 인유두종 바이러스를 가지고 있을 수 있지만 자궁경부암으로 진행되는 경우는 매우 드물다. 대부분의 인유두종 바이러스 감염은 일시적이며, 자연적으로 사라진다. 인유두종 바이러스 감염이 자연적으로 사라지지 않고 수년 동안 지속될 때 자궁경부암을 일으키게 된다.

　액상 자궁경부질 세포검사를 포함한 새로운 선별검사 방법과 고위험 인유두종 바이러스에 대한 검사는 의사와 환자 모두에게 있어 중요한 검사다. 머지않은 미래에 인유두종 바이러스 백신이 자궁경부의 전암병변과 자궁경부암을 예방할 수 있을 것으로 기대하고 있다.

성경험이 있거나 만 20세 이상의 여성은 1년에 한 번씩 자궁경부암 검사를 받도록 권하고 있다. 이때 주의해야 할 점은 폐경이 지나면 검진을 소홀히 하는 분들이 많은데, 오히려 자궁경부암의 발생 분포가 40~50대에 증가하기 때문에 더더욱 정기검진이 필요하다.

암 환자의 식생활

식생활은 암 치료의 중요한 부분이다. 암 치료 전, 중, 후의 올바른 식습관은 환자의 건강을 유지, 증진시키며 영양상태가 좋은 환자가 항암 치료에 잘 견디고 감염에 대한 저항력을 증가시켜 암의 치료 효과를 높일 수 있다.

암을 치료해주는 특별한 식품이나 영양소는 없다. 중요한 것은 균형 잡힌 식사로 좋은 영양상태를 유지하는 데 있다. 그러기 위해서는 충분한 열량과 단백질, 비타민과 무기질 등을 공급할 수 있는 여러 가지 음식을 골고루 섭취해야 한다.

영양 관리
화학 요법, 방사선 치료 등을 받은 환자들의 경우 면역기능이 저하되고 오심, 구토, 감염, 미각의 변화 등 여러 가지 요인으로 인해 식사 섭취량이 저하되기 쉽다. 이를 극복하기 위해 적절한 영양 섭취가 가능하도록 영양 관리가 필요하다.

1) 탄수화물

탄수화물은 우리 몸에 열량을 공급하는 주요 에너지원으로 부족하게 되면 기초체력 저하, 피곤함, 체중감소의 현상을 보인다. 탄수화물이 풍부하게 포함된 음식으로는 밥, 국수, 빵, 떡, 감자, 고구마, 옥수수 등이 있다.

2) 단백질

단백질은 체세포의 구성 요소로서 우리의 몸을 구성하고 유지시키는 역할을 하며, 각종 효소, 호르몬, 항체의 성분이 된다. 단백질 식품으로는 쇠고기, 돼지고기, 닭고기 등의 육류와 생선류, 조개류, 계란, 두부, 우유 등이 있다.

3) 지방

지방은 탄수화물과 같이 우리 몸에 열량을 공급하는 주요 에너지원으로 참기름, 들기름, 콩기름, 버터 등에 함유되어 있다.

4) 비타민과 무기질

우리 신체의 생리기능을 조절하는 대표적인 조절 영양소로 비타민과 무기질이 있는데, 인체의 정상적인 성장, 발달 그리고 건강 유지에 필수적이므로 적은 양이라도 규칙적으로 섭취해주는 것이 좋다.

식사 관리

1) 식사의 원칙

식사는 치료의 전 과정에서 중요한 부분으로, 환자에 있어서 기본적인 식사 원칙은 '잘 먹도록 해주는 것'이다.

- 아침, 점심, 저녁을 규칙적으로 하고, 반찬은 골고루 섭취하는 것이 좋다.
- 밥은 매끼 1/2~1그릇 정도로 하고 간식으로 빵류와 크래커, 떡 등을 조금씩 먹되, 죽인 경우에는 하루 4~5번 이상 자주 섭취하는 것이 좋다.
- 매끼 단백질 반찬을 꼭, 충분히 섭취하고, 고기나 생선이 싫다면 대신 달걀, 두부, 콩, 치즈 등을 먹어도 된다.
- 채소 반찬은 매끼 2가지 이상 충분히 섭취하고, 씹기 힘든 경우나 삼키기 힘든 경우에는 다지거나 갈아서 먹도록 한다.
- 1가지 이상의 과일을 하루 1~2번 정도 먹는 것이 좋다.
- 우유나 유제품은 하루 1개(200ml) 이상 섭취하고, 우유가 맞지 않을 경우엔 요구르트, 두유, 치즈 등을 대신 먹어도 된다.
- 지방을 제공해주는 식용유, 참기름, 버터 등의 기름은 볶음이나 나물

을 만들 때 양념으로 충분히 사용한다.

• 양념과 조미료는 적당히 사용하되 맵거나 짜지 않게 요리하도록 한다.

• 국, 음료, 후식은 적당히 먹는 것이 좋다.

2) 열량과 단백질의 보충

환자는 치료 과정에서 체중감소를 흔히 경험할 수 있다. 체중감소는 암으로 인한 대사작용의 변화와 치료 과정에서 발생하는 식욕 저하, 설사,

열량 보충을 위한 방법

• 다양하게 조리하여 식욕을 자극한다.

밥: 김밥, 초밥, 주먹밥, 볶음밥 등.

죽: 채소죽, 전복죽, 달걀죽, 닭죽, 깨죽, 호박죽, 단팥죽, 잣죽 등.

• 간식을 활용한다.

감자, 고구마, 떡, 만두, 빵, 과일, 과일 주스, 과일 통조림 등.

• 조리법을 변경하여 열량을 보충한다.

빵이나 떡: 설탕, 꿀, 잼, 버터, 땅콩버터 등을 발라 먹는다.

감자: 버터를 발라 구워 먹는다.

쇠고기, 닭고기 요리: 샐러드 드레싱이나 소스와 함께 먹는다.

나물요리: 볶거나 무침을 할 때 식용유, 참기름, 들기름 등을 넉넉히 사용한다.

채소샐러드: 마요네즈, 샐러드 드레싱을 충분히 사용한다.

우유, 두유 등 음료: 설탕, 꿀, 초콜릿, 미숫가루, 분유 등을 타서 먹는다.

과일: 과일 대신 과일 통조림을 먹거나 우유, 아이스크림과 혼합하여 셰이크를 만들어서 먹는다.

• 지방보다는 탄수화물이 많이 포함된 간식을 먹으면 포만감이 빨리 사라지므로 더 편안함을 느낄 수 있다.

사탕, 젤리, 크래커, 빵류, 과일, 주스 등.

단백질 보충을 위한 방법

- 입맛이 쓰게 느껴져 고기가 싫어지면 다음 방법을 이용한다.
  고기를 과일 주스에 담그거나 과일 통조림과 함께 조리한다.
  마늘, 양파, 고추장, 카레, 케첩 등을 사용하여 고기의 쓴맛을 제거한다.
- 달걀, 콩, 두부, 생선 등을 반찬으로 많이 이용한다.
  달걀: 달걀후라이, 달걀찜, 수란, 오믈렛, 메추리알조림 등.
  콩, 두부: 콩밥, 두유, 연두부찜, 두부조림, 된장찌개, 콩자반 등.
  생선: 생선포, 생선전, 생선조림, 어묵, 마른 오징어 등.
  유제품: 우유, 요구르트, 떠 먹는 요구르트, 아이스크림, 밀크셰이크,
  치즈 등.
- 조리법을 변경한다.
  탈지분유나 분유를 우유에 타서 마신다.
  미숫가루를 만들 때 물 대신 우유 또는 두유를 이용한다.
  채소샐러드에 삶은 달걀을 다져 넣는다.
  부침 등에 물 대신 달걀을 많이 사용한다.
  크래커나 빵을 떠 먹는 요구르트와 함께 먹는다.
- 간식으로 고기나 생선, 치즈, 달걀, 우유 등이 많이 포함된 음식을 선
  택한다.
  만두, 피자, 샌드위치, 달걀샐러드, 카스텔라 등.

구토, 오심, 탈수 등으로 인해 생길 수 있다.

체중감소는 환자를 허약하게 하고 암에 대한 저항력과 치료 효과를 떨어뜨린다. 또한 치료 기간을 연장시키며 항암화학 요법과 방사선 치료 등을 잘 견디지 못하고 감염에도 쉽게 노출될 수 있다. 따라서 체중감소를 최소화하기 위해 환자가 음식을 먹기 쉽도록 하고, 열량과 단백질을 보충하기 위한 여러 가지 요리법과 간식들을 활용할 필요가 있다.

Point

통증 관리

통증 조절 방법이 사람마다 다르기 때문에 의료진이 적절한 투약이나 처치를 사용할 때도 환자는 원하는 만큼의 통증 감소를 느끼지 못할 수 있다. 따라서 통증에 대한 처치를 받는 동안 통증의 상태가 나아졌는지 등을 알려주어야 의료진이 최상의 통증 조절 방법을 찾아낼 수 있다.

영양 관리

암을 치료해주는 특별한 식품이나 영양소는 없다. 중요한 것은 균형 잡힌 식사로 좋은 영양상태를 유지하는 데 있다. 그러기 위해서는 충분한 열량과 단백질, 비타민과 무기질 등을 공급할 수 있는 여러 가지 음식을 골고루 섭취해야 한다.

부록

부록 1 자궁암 환자와 가족들이 흔히 하는 질문
부록 2 자궁경부암 환자의 일상생활

자궁암 환자와 가족들이 흔히 하는 질문

Q 인유두종 바이러스는 무엇인가요?

A 인유두종 바이러스^{HPV}는 성접촉으로 흔하게 전파되는 바이러스다. 인유두종 바이러스 감염은 대개 해가 없고 오래 지속되지도 않는다. 인유두종 바이러스에 감염된 사람들은 자신이 감염되었다는 사실조차 모르는 경우가 대부분이다.

인유두종 바이러스는 저위험군과 고위험군의 2군으로 분류된다. 일부 저위험군 인유두종 바이러스 감염은 외음부의 사마귀를 일으킬 수 있다. 고위험군 인유두종 바이러스가 스스로 소멸되지 않을 경우 전암병변이라는 이상 세포를 형성할 수 있다. 만일 이러한 이상 세포들이 발견되지 않고 치료되지 않을 경우 암이 될 가능성이 있는 것이다. 인유두종 바이러스 감염 자체가 자궁경부암을 일으키는 경우는 드물다. 대부분의 여성에서는 신체의 면역계가 인유두종 바이러스를 파괴하여 자궁경부 세포를 정상으로 되돌리게 된다.

Q 자궁경부암은 어떤 사람에게 발생하나요?

A 대부분의 자궁경부암은 인유두종 바이러스에 의하여 발생하므로 성
접촉을 하는 여성은 누구나 자궁경부암이 발생할 수 있다. 성접촉이
있는 대부분의 여성은 일생의 어느 기간 동안 인유두종 바이러스에
감염될 수 있다. 자궁경부암이 발생할 가능성이 높은 여성은 고위험
군 인유두종 바이러스 감염이 수년간 지속되는 여성이다.
자궁경부암 발생의 다른 위험 요인으로는 흡연, 후천성 면역결핍 바
이러스 감염 등이 있다. 자궁경부질 검사를 포함한 규칙적인 검진을
받지 않는 여성들은 자궁경부암 발생 위험성이 높다고 볼 수 있다.

Q 인유두종 바이러스에 감염되었다는 것을 어떻게 알 수 있나요?

A 대부분의 경우 인유두종 바이러스 감염은 어떠한 증상도 일으키지 않
는다. 인유두종 바이러스 감염 여부를 알 수 있는 유일한 방법은 바이
러스를 직접 검출하는 검사다. 고위험군 인유두종 바이러스가 자궁경
부 세포를 변화시켰는지 알 수 있는 유일한 방법이 자궁경부질 검사
이기 때문이다.
인유두종 바이러스 감염이 이러한 변화를 일으키는 것은 감염 이후
수주, 수개월 혹은 수년 후에나 나타나므로 정기적인 검사가 대단히
중요하다.

Q 인유두종 바이러스 감염은 왜 발생하는 것인가요?

A 감염 경로는 성적 접촉이 분명한 원인이 될 수 있지만, 이외의 것에 대해서는 더 정확하게 알려져 있는 바가 없다. 물론 성관계가 복잡하고 문란한 경우, 상대방 남성의 포경이나 질병이 있는 경우 감염이 발생할 확률이 높아질 수 있다.

Q 인유두종 바이러스 감염을 알아보는 검사가 있나요?

A 있다. 자궁경부 세포의 이상을 초래하는 고위험군 인유두종 바이러스 감염을 검출하는 검사가 있다. 자궁경부질 검사에서 세포의 이상이 의심된다면 인유두종 바이러스 검사를 시행할 것이다. 실제로 대부분의 자궁경부 세포 이상은 인유두종 바이러스 감염에 의해 발생하므로, 전암병변이 확실한 경우 인유두종 바이러스 검사는 필요하지 않을 수도 있다.

Q 인유두종 바이러스 감염은 치료될 수 있나요?

A 현재 바이러스 치료약은 없으며, 인유두종 바이러스 자체를 치료하는 것이 아니라 이 바이러스가 문제를 일으켜서 자궁경부에 질병을 일으켰을 때 이를 치료하게 된다.

일반적으로 인유두종 바이러스 감염은 지속성이 없어서 자신의 면역에 의하여 소실되거나 억제되지만 소수의 경우 지속적 감염을 일으켜 자궁경부 상피이형성증으로 진행될 수 있다. 그러므로 인유두종 바이러스에 감염되었을 경우 자궁경부암 발생 확률이 감염되지 않은 군에 비해 더 높을 수 있어 검진을 규칙적으로 받아야 한다.

Q 의사에게서 인유두종 바이러스에 감염되었다고 들었습니다. 이 경우, 남편도 검사를 받아야 하나요?

A 여러 종류의 인유두종 바이러스 가운데 남성이 감염되었을 때 증상이 나타나는 것은 첨규 콘딜롬으로 이것은 성기나 항문 주위에 생기는 사마귀인데, 자궁경부암을 일으키는 인유두종 바이러스와는 다르다. 인유두종 바이러스 감염 시 남성의 경우에는 성기 끝부분에 사마귀 같은 부종 즉 첨규 콘딜롬이 생겨 육안으로 쉽게 구별된다. 그러나 자궁경부암을 일으키는 인유두종 바이러스는 남성에게 감염이 되어도 육안으로 쉽게 알 수가 없기 때문에 여성에게 전이시킬 위험이 매우 높다. 그런데 인유두종 바이러스 감염이 발견되어도 경과를 지켜보는 것 외에는 다른 치료방법이 없으므로 건전한 성생활을 유지하는 것이 더 필요하다.

Q 자궁경부질 세포검사는 무엇인가요? 자궁경부질 세포검사와 인유두종 바이러스 검사는 어떻게 다른가요?

A 자궁경부질 세포검사는 자궁경부 세포의 이상을 찾는 선별검사로, 자궁경부의 암세포나 암으로 진행할 수 있는 전암병변을 찾는 데 유용하다. 인유두종 바이러스 검사는 고위험군 바이러스를 직접 검출하는 검사로 검사 방법은 자궁경부질 세포검사와 유사하다.

Q 미혼 여성도 자궁경부암 선별검사를 받아야 하나요?

A 미혼 여성이라도 성관계를 시작했다면 자궁경부암 검사를 받아야 한다. 자궁경부암은 성관계로 전파될 수 있는 인유두종 바이러스의 감염이 발생 원인 가운데 하나이므로, 결혼 여부와 관계없이 성관계를 가진 경험이 있는 여성은 1년에 1번씩 자궁경부암 검사를 받는 것이 좋다.

Q 자궁경부암이 있다는 것을 어떻게 알 수 있나요?

A 초기의 자궁경부암이나 전암병변은 증상이나 징후가 전혀 없을 때도 있다. 따라서 자궁경부질 세포검사를 규칙적으로 받는 것이 중요하다. 만일 다음과 같은 증상들이 있다면 즉시 부인과 의사의 진찰을 받아야 한다.

－성교 시 나타나는 통증이나 출혈

－생리기간이 아닌 때에 나타나는 질 출혈

－평소와는 양상이 다른 질 분비물

물론 이러한 증상은 자궁경부암이 아닌 다른 이유로 인해 나타날 수도 있다. 하지만 어떤 이유로 증상들이 나타나는지 진찰을 통해 확인할 필요가 있다. 자궁경부암을 초기에 발견하는 것은 치료의 성공 가능성을 높이는 가장 좋은 방법이기 때문이다.

Q 자궁경부암 선별검사를 받으려면 어떤 준비가 필요한가요?

A 첫째, 자궁경부암 선별검사 2일 전부터 뒷물을 하지 않는다.

둘째, 자궁경부암 선별검사 2일 전부터 성관계를 하지 않는다.

셋째, 자궁경부암 선별검사 2일 전부터 탐폰이나 윤활제, 기타 다른 종류의 질정이나 크림을 질에 사용하지 않는다.

넷째, 생리기간 동안 선별검사가 예정되어 있으면 연기한다. 단, 최근에 개발된 액상 자궁경부질 세포검사는 생리와 관계없이 선별검사가 가능하다.

Q 자궁경부암으로 진단을 받았습니다. 그렇다면 하루빨리 자궁을 들어내야 하는 것 아닌가요?

A 자궁경부암은 수술만이 최적의 치료 방법이 아니다. 자궁경부암의 치료법에는 크게 수술, 방사선 치료, 항암화학 요법이 있으며 암의 진행 정도와 환자의 상태에 따라 치료가 결정된다.

전암성 병변인 경우에는 원추 절제술만으로도 완치가 가능하여 자궁을 제거하지 않아도 된다. 자궁경부암 2기 초까지는 근치적 자궁 절제술을 시행하지만, 더욱 진행된 경우에는 항암화학 요법이나 방사선 치료를 시행하며 경우에 따라서는 이들 치료법을 병행하기도 한다. 이와 같이 환자의 상태에 따라 최적의 치료 방법이 선택되어야 하며, 이는 주치의와 상의 후에 결정된다.

Q 자궁경부암은 치료가 가능한가요?

A 가능하다. 자궁경부암은 수술, 방사선 치료, 항암화학 요법 등으로 치료 가능하다. 자궁경부암이 발견되었을 경우 주치의와 치료 방법에

대하여 상의하라. 최근에는 자궁경부암에 대한 백신이 개발 중이며, 머지않아 임상에서 사용할 수 있을 것으로 기대하고 있다.

Q 언제 암 전문가를 만나야 하나요?

A 자궁경부암으로 진단되면 부인종양 전문의와 방사선종양 전문의에 의해 치료를 받는다. 종양전문의는 암의 진단과 치료에 대한 특별한 수련을 받은 의사다. 전암병변으로 진단되면 굳이 종양전문의를 찾을 필요는 없겠지만, 병변의 진행 정도에 따라 종양전문의의 진료가 필요한 경우도 있다.

Q 자궁경부암 전 단계로 원추 절제술을 받았습니다. 이후 정상적인 임신이 가능할까요?

A 자궁경부암 전 단계인 이형성증과 상피내암의 치료 방법은 자궁경부의 일부를 도려내는 원추 절제술과 비수술적인 방법인 저온응고 요법, 레이저 요법 등이 있다.

비수술적인 방법은 자궁경부의 일부를 전기나 레이저 빛으로 지지거나 기화시켜 없애는 것으로서 임신을 원한다면 이 방법으로 치료하여 자궁경부에 되도록 손상을 주지 않는 것이 더 좋지만 최종 병리학적 진단이 없다는 것이 문제다.

원추 절제술은 자궁을 들어내는 치료법이 아니고, 자궁 입구 일부만을 도려내는 것으로 병리학적 최종진단을 얻을 수 있는 장점이 있지만 조산 등의 위험성이 있을 수 있다.

Q 자궁 절제술을 받은 이후에도 자궁경부암 선별검사를 받아야 하나요?

A 자궁 절제술을 받은 이유에 따라 다르다. 자궁경부암으로 전자궁 절제술을 받은 경우, 암의 재발 여부를 확인하기 위하여 규칙적인 자궁경부암 선별검사를 받아야 한다. 자궁경부의 전암병변으로 자궁 절제술을 받은 경우, 수술 이후 최소 몇 년 동안은 규칙적인 검사가 필요하다. 또한 자궁내막암이나 난소암으로 자궁 절제술을 받은 경우, 자궁경부암 선별검사가 이러한 암들의 재발을 발견하는 데도 도움이 된다.

자궁경부를 제거하지 않은 불완전 자궁 절제술을 받은 경우, 최소 70세까지는 규칙적인 검사를 받아야 한다. 자궁경부가 남아 있으므로 자궁경부암 발생의 위험성이 있기 때문이다. 암이나 전암병변이 아닌 다른 이유로 자궁경부를 포함한 전자궁 절제술을 받은 경우, 자궁경부암 선별검사나 인유두종 바이러스에 대한 검사는 더 이상 필요하지 않다. 하지만 자궁경부암 선별검사를 계속해야 할 다른 이유가 있을 수 있으므로 먼저 주치의와의 상담이 필요하다.

면역계 질환이 있거나(후천성 면역결핍증 등) 면역억제제를 투여하고 있는 경우(신장 이식 등) 인유두종 바이러스 감염 위험이 있으므로 이 경우에도 규칙적인 검사가 필요하다.

많은 여성들이 왜 자궁 절제술을 받았는지, 혹은 어떤 종류의 자궁 절제술을 받았는지 모르는 경우가 종종 있다. 따라서 수술 이후 새로운 의사에게 진료를 받게 될 경우에는 이전 수술 기록을 가지고 가야 한다. 의사는 이전 수술 기록과 검진을 종합하여 이전에 어떤 종류의 자궁 절제술을 받았는지, 그리고 자궁경부암 선별검사를 계속 받아야 하는지를 알려줄 수 있기 때문이다. 또한 인유두종 바이러스 감염에 대한 위험인자에 대하여 의사와 상담해야 하며, 자궁경부암 선별검사나 인유두종 바이러스에 대한 검사 여부와 상관없이 골반 검진은 규칙적으로 받아야 한다.

Q 자궁경부암 전 단계라고 하는데, 반드시 자궁을 절제해야 하나요?

A 자궁경부암 전 단계라면, 자궁경부 이형성증과 자궁경부 상피내암인 경우인데, 치료 방법은 환자의 필요에 따라 결정된다. 자궁을 들어내고 싶지 않은 경우에는, 원추 절제술이라 하여 자궁경부를 원추형으로 절제하여 진단과 치료를 병합하는 시술을 받을 수 있다. 약 1주일 이후에 보고되는 조직 검사 결과 절제된 부위에 국한된 자궁경부 이형성증과 상피내암인 경우에는 자궁을 제거하지 않아도 되기 때문에 임신과 생리가 가능하다. 조직검사 결과 암이 더욱 진행된 경우에는 주치의와 상의하여 추가 치료 여부를 정하게 된다.

Q 자궁경부암으로 수술을 받은 후, 재발 여부를 알기 위해서는 어떤 검사를 받아야 하나요?

A 자궁경부암의 재발 여부를 관찰하기 위한 검사는 기본적으로 병원에 정기적으로 방문하여 필요한 검사를 시행하게 된다. 검사 주기는 치료 후의 시기에 따라 1개월에 1번부터 6개월에 1번까지 달라지고, 검사 프로그램은 병원에 따라 약간씩 달라질 수 있다. 매 방문 시마다 부

인과 진찰, 세포검사, 암표지자 검사를 시행하고, 기간에 따라 흉부 X 선 검사, 초음파 검사, 전산화 단층촬영 또는 자기공명영상 등을 시행하며, 필요에 따라 양전자방출 단층촬영 등의 정밀검사를 시행할 수 있다. 그동안 검진을 소홀히 하고, 재발의 위험이 높았던 경우라면 이러한 검사 중 필요에 따라 선택하여 검진을 시행하는 것이 도움이 될 것이다. 그러나 이러한 결정은 반드시 주치의와 함께 상의해야 한다.

Q 자궁경부암과 난소암에 대한 검사는 같은 건가요?

A 자궁경부암 검사로는 자궁경부질 세포검사, 질확대경 검사, 조직 생검 등이 있다. 세포 검사는 자궁경부 혹은 질을 검사기구를 이용해 세포를 긁어내어 현미경으로 보는 검사이고, 질확대경 검사는 확대경으로 자궁경부 입구를 확대하여 직접 보는 것이다. 그리고 조직 생검은 앞의 두 검사에서 암이 의심스러울 경우 조직의 일부를 절제하여 현미경으로 검사하는 방법이다.

질확대경 검사 시 조직 생검을 병행할 수도 있다. 난소암의 경우는 혈액 검사인 종양표지자 검사와 질초음파 검사를 하게 되는데 종양표지자 검사는 CA-125라는 혈액 속의 당단백을 측정하는 검사로 난소암 초기에는 낮게, 진행된 경우에는 높게 측정되는 경우가 많다. 종양표지자 검사와 질초음파 검사에서 난소암이 의심되면 필요에 따라 전산화 단층촬영, 자기공명영상, 복강액 세포검사 등을 시행할 수도 있다.

Q 자궁경부암으로 자궁 절제술을 시행해야 한다고 합니다. 수술 이후 성생활에 영향은 없을까요?

A 단순 자궁 절제술은 자궁만 들어내는 것으로 부부관계에 필요한 질과 여성호르몬을 분비하는 난소는 거의 보존된다. 수술 후 6~12주부터 성관계가 가능하고, 회복된 후의 성생활에는 지장이 없다. 그러나 근치 자궁 절제술은 여성의 성생활 만족도에 영향을 미친다. 성적 흥분을 담당하는 일부의 신경이 근치 자궁 절제술 시 손상을 받을 수 있기 때문이다. 그래서 이러한 신경을 보존하는 수술법이 개발되었다.

만일 근치 자궁 절제술이 예정되어 있다면 이에 대해 주치의와 상담이 필요하다. 신경이 보존된다면 성생활의 만족도도 유지될 수 있다. 성적인 극치감에 도달하기 위해서 자궁이나 자궁경부가 필요한 것은 아니다. 일부 여성들은 자궁 절제술 이후 자궁이 없으므로 여성스러움을 덜 느낀다고도 하며, 빈집과 같은 공허함을 느낀다고도 한다. 이러한 생각은 성적 만족감을 향상시키지 못한다.

한편, 암으로 인해 성교 시 통증이나 출혈을 일으켰다면, 자궁 절제술은 이러한 증상들을 없앰으로써 성생활을 실제로 향상시키기도 한다. 근치적 자궁 절제술 후에는 질의 길이가 짧아져 성교 시 불편감이나 통증이 유발되는 성교 장애가 있을 수 있다. 이는 주치의와 상의하여 여러 가지 방법을 시도하여 극복할 수 있다.

Q 복강경으로 자궁 절제술을 할 수 있다고 들었습니다. 어떤 시술인가요?

A 자궁 절제술은 대부분 개복에 의해 이루어지지만, 골반 림프절 절제

술을 포함하여 질자궁 절제술도 가능하다. 복강경 자궁 절제술은 의
사가 카메라가 달린 내시경을 통해 자궁과 난소, 그리고 난관을 화면
으로 보면서 작은 복강경 기구를 몸 밖에서 조작하여 자궁을 절제하
는 수술이다. 절제된 자궁은 질을 통해 몸 밖으로 제거하며, 난소나
난관 제거도 가능하다.

복강경 수술의 장점은 작은 절개(약 1센티미터)와 이로 인한 수술 후 통
증의 감소에 있다. 입원 기간도 개복수술에 비하여 짧으며, 회복기간
이 빨라 수술 후 얼마 지나지 않아 일상생활이 가능하다는 장점이 있
다. 하지만 수술이 더 어렵고 높은 기술과 경험을 필요로 하는 단점도
있다. 최근에는 기술과 장비의 발달로 복강경을 이용한 수술이 많이
시행되고 있다.

Q 자궁경부암 예방백신이 나왔다고 들었습니다. 이 예방백신을 맞으면
자궁경부암이 모두 예방되는 건가요?

A 정확히 말하면 인유두종 바이러스 백신이다. 젊은 여성들의 인유두종
바이러스에 대한 면역을 위해 백신이 개발되었다. 우리나라에서도 임
상시험이 진행되어 머지않아 진료실에서 사용될 것으로 예상된다. 현
재까지 16형, 18형 인유두종 바이러스에 대한 백신은 효과가 있는 것
으로 알려졌으며, 다른 종류의 인유두종 바이러스 백신에 대한 임상
연구가 진행 중이다. 미래에는 암을 유발하는 인유두종 바이러스에
대한 백신이 모든 젊은 여성에게 적용될 수 있을 것으로 기대하고 있
지만, 현재로서는 아직 연구와 개발 단계에 있다.

인유두종 바이러스 백신은 현재 16형, 18형의 인유두종 바이러스에 의한 자궁경부암 예방과 6형, 11형에 의한 사마귀 예방에 대해서만 효과적이므로, 다른 인유두종 바이러스에 의한 자궁경부의 세포 변화를 조기에 발견하기 위해서 자궁경부암 선별검사는 여전히 중요하다.

자궁경부암 환자의 일상생활

마음가짐과 생활 태도

암 환자라고 해서 일상생활에 큰 구애를 받을 필요는 없다. 다만 암이라는 질병에 대한 심리적 압박감과 질병 경과와 치료 과정에서 발생하는 여러 가지 신체적 불편함 때문에 변화와 어려움을 겪을 수 있다.

어떤 경우에 있어서는 심한 불안감과 우울증, 분노를 느끼기도 한다. 그러나 수술 후 완쾌되었음을 기쁘게 생각하고, 가능한 한 정상적인 생활을 유지하면서 희망을 가지는 것이 매우 중요하다.

다음은 암 수술 후 도움이 될 만한 생활 태도다.

■ 긍정적이고 적극적인 태도
치료 과정에서의 불편함은 일시적인 것으로 병을 이겨내기 위한 과정이라 생각하고, 큰 수술도 이겨냈으니, 무엇이든 자신 있다는 자신감을 가지고 긍정적인 태도를 유지한다.

■ 의료진에 대한 신뢰

환자의 상태를 가장 잘 알고 있고, 병의 치료를 위해 최선을 다하는 의료진과 신뢰 관계를 잘 유지하도록 한다.

불편한 증상이 생길 때에는 치료받은 병원의 간호사실, 응급실, 외래 등 병원 창구를 통해 상의하고 병원을 방문하도록 한다. 주변에서 개인적인 경험이나 귀동냥으로 들은 근거 없는 치료 방법 등은 시간과 돈, 체력을 소모시키고 치료에 지장을 주기 때문에 조심하도록 한다.

■ 능동적 대처

환자라는 생각보다는 병을 이긴다는 마음으로, 가능하면 평소 하던 일들을 스스로 해결한다.

■ 고통을 나눈다

당신의 기분이나 심정을 주변의 친구나 가족들과 함께 나누려 해야 한다.

이미 치료 과정을 경험한 다른 암 환자와 대화를 나누는 것도 좋은 방법이다. 병을 혼자 짊어지기엔 때로 힘겨울 수 있다. 고통은 나누면 적어진다.

■ 금연과 금주

정상적인 사회 생활을 하되, 금연과 금주를 한다.

술은 전혀 마시지 않거나, 마시는 경우 와인 1잔, 맥주 1잔 정도로 제한하고, 1주일에 2~3회 이내로 한다. 담배는 절대로 피지 않도록 한다.

■ 여가 활동

투병으로 인한 정신적 부담을 이겨내기 위한 건전한 여가 활동을 즐긴다.

운동

가벼운 운동은 수술 후 회복에 도움을 준다. 처음 1개월 정도는 아침 저녁 일정하게 30분~1시간씩 가볍게 걷는 것이 좋다. 수영이나 자전거, 등산, 골프 등의 가벼운 운동을 그 다음 단계에서 할 수 있고, 3개월 이후에는 본인이 즐기던 어떤 운동도 할 수 있을 것이다.

단, 수술 후 항암제나 방사선 치료 중인 경우에는 가벼운 산책 이외의 운동은 삼가는 것이 좋다.

심리적 변화

■ 항암화학 요법을 받는 동안의 대처

항암화학 요법을 받아야 한다는 사실에 대한 불안감과 바뀌게 될 일상생활로 인하여 두려움을 느끼고 걱정하며 우울해진다. 항암화학 요법을 시작하면, 치료 스케줄에 따라 예전의 일과표를 변경해야 하고, 치료에 따른 부작용으로 건강상태가 나빠져 힘이 들게 마련이다. 치료를 받을 때 환자의 정서적인 안정이 신체의 건강 못지않게 중요하다. 겁이 나고 자포자기하는 심정이라면 주위의 도움을 청하도록 한다.

친구나 가족 혹은 다른 환자, 종교인 등 다른 사람과 이야기를 나누는 것도 도움이 되며, 필요하다면 정신과 전문의의 도움을 받는다. 누구나 어려움에 처해 있을 때에 다른 사람의 도움을 필요로 하기 때문에 도움을 청하는 것은 전혀 부끄러운 일이 아니다.

■ 심리적 안정을 위한 여러 가지 방법

• 자신의 병과 치료에 대해 받아들여, 모르는 것에 대한 불안감을 갖지 않도록 한다.

• 치료를 받고 있는 동안 일지 혹은 일기를 쓴다. 한 일과 생각을 기록해두면 치료받는 동안 갖게 되는 느낌들을 더 확실하게 해주고 의사나 간호사에게 질문을 할 때도 도움이 된다.

• 친구를 만나거나 종교 활동을 하는 것은 좋은 감정을 갖게 할 수 있다.

• 일상생활을 스스로 해결하게 되면 자신감이 생기게 마련이다. 또한

항상 마음의 여유를 가지고 컨디션이 좋아질 경우에 할 일들을 계획
해본다.
• 가능하다면 운동을 한다. 운동을 하는 것은 자신감을 높이고, 긴장감
이나 걱정에서 벗어날 수 있도록 도와줄 뿐 아니라, 식욕도 돋구어줄
것이다.
• 치료 과정에 잘 대처했던 다른 암 환자와 이야기를 나누는 것도 한
방법이 될 수 있다.

■ 긴장을 푸는 법
• 이완법
몸의 긴장을 풀고 편안한 마음을 가지면 불안한 마음이 감소된다.
가능하다면 조용한 곳에서 편안한 자세로 혈액순환이 잘 되도록 헐
렁한 옷을 입고 팔짱을 끼거나 다리를 꼬지 않는 것이 좋다. 사물을
계속 바라보거나 눈을 감고 평화로운 장면을 생각하거나 1~2분 동
안 호흡에 집중한다.

• 긴장 이완술
천천히 심호흡을 하고 숨쉴 때 근육을 긴장하도록 한다.
예를 들어 눈을 꼭 감거나 찡그리거나 이를 악물거나 혹은 팔이나
다리에 힘을 준다. 숨을 멈추고, 1~2초 동안 근육에 힘을 꼭 준다.
그리고 나서 힘을 푼다. 숨을 내쉬고 몸의 힘이 빠지면 긴장이 풀어
지는 것을 느낄 수 있다.

- 기분 전환

  많은 사람들이 자신도 모르게 걱정이나 불편을 없애기 위해 텔레비전을 보거나 라디오를 듣는다.

  기분 전환을 위하여 손으로 하는 일(뜨개질, 모형 만들기, 그림 그리기)이 도움이 될 수 있다. 독서에 몰입하는 것도 통증이나 문제를 잊는 좋은 방법이다.

■ 주위 사람들의 대처

환자가 불안이나 두려움이 있을 때 가족이나 친지, 친구들은 짧은 시간이라도 환자와 같이 있어준다. 함께 있으면서 시간을 보내주는 것만으로도 환자에게는 자신이 가치 있는 사람이라는 느낌을 갖게 해준다. 환자의 기분, 감정, 개인적인 사정 등에 특별한 관심을 갖고 적극적으로 환자의 이야기를 들어준다. 환자의 마음이나 기분, 감정을 있는 그대로 이해하려고 노력하는 자세가 필요하다.

암은 전염되는 병이 아니다. 환자와 같이 생활해도 가족들에게 아무런 지장이 없으며, 항암화학 요법 부작용 또한 전염되지 않는다.

우울증

우울증은 특수한 질병이고 비정상적인 것으로, 그 증세를 말기 질환의 환자가 갖고 있는 정상적인 반응인 슬픔과 혼동해서는 안 된다. 반면, 우울증은 특수한 질병이고 비정상적인 것이다. 말기 암 환자의 약 10%에서 우울증이 나타나는데, 이것은 가역적이며 의사의 치료를 받으면 좋아질 수 있기 때문에 말기 암의 피할 수 없는 증상이라고 생각해서는 안 된다.

■ 우울증의 원인

근심의 원인과 매우 유사하며 우울과 근심은 보통 동시에 나타난다. 질병으로 인한 사회적 고립, 질병 그리고 치료에 대한 두려움, 가족에 대한 걱정, 독립성의 상실, 조절되지 않은 통증 등이 우울을 유발할 수 있다.

■ 우울증과 관련된 증상

수면장애, 피로, 식욕부진 등의 증상들은 암 환자가 아닌 우울증 환자들에게서 흔히 나타나지만 말기 암 환자들에게도 이러한 신체적인 특징들이 나타난다. 그러므로 말기 암 환자의 우울증은 최대 2주 동안, 최소 반나절 동안 저하된 기분, 흥미 상실, 사람을 만나는 것을 회피, 집중력 저하, 빈번한 울음, 희망 상실, 빨리 죽고 싶은 마음, 자살하려는 생각, 죄의식, 자아존중감의 상실과 같은 심리적인 특징이 나타나는 것으로 진단하게 된다.

■ 우울증에 도움이 되는 방법

우울증이 있는 경우 환자들이 자신의 감정을 이야기하도록 격려해야 하며, 환자들은 열린 대화, 신체적 증상의 조절, 항우울제로 우울증 완화가 가능하다는 점을 이해하는 것이 중요하다.

가족들은 때로 환자의 저하된 기분에 당황하여 환자들이 필요로 하는 도움을 주지 못할 수도 있다. 그러므로 모든 상황에 대한 가족들의 이해와 무엇보다도 가족과 의료진의 지지를 통하여 환자가 희망을 잃지 않게 하려는 노력이 중요하다.

■ 정신과 전문의를 찾아야 하는 경우

일반적인 우울증은 가족의 지지와 약물 치료로 충분히 조절될 수 있으나 다음의 경우에는 정신과 전문의를 찾는 것이 좋다.

• 자살의 위험이 있는 경우.
• 2~4차례 정도의 상담이나 약물 치료에도 반응이 없는 경우.
• 우울 증상이 더 악화되는 경우.
• 약물 요법의 부작용으로 항우울증 치료제의 용량을 올릴 수 없는 경우.
• 환자의 증상이 의학적 치료에 협조할 수 있는 환자의 능력에 지장을 줄 경우.

성생활

수술 후 체력이 회복되면 부부간의 성생활은 정상적으로 갖는 것이 좋다. 수술 후 규칙적인 생활과 금주, 금연을 실천하고 식생활을 조심스럽게 하다 보면 오히려 수술 전보다 훨씬 건강하게 지낼 수 있다. 가족과 부부간에 같이하는 시간도 늘고, 부부 관계도 더욱 좋아질 것이다. 암은 신체 접촉에 의해 옮는 병이 아니다. 가족간의 애정 표현을 많이 하면, 정신적으로 안정되고, 암을 이겨낼 수 있는 정신력과 면역력이 더욱 강해질 수 있다.

임신과 출산

젊은 나이의 여성이 암에 걸리는 경우 치료 후 출산을 고려해야 하는 경우도 있다. 항암제를 사용하는 경우 난자에 영향을 주거나 생식 호르몬 분비에 영향을 주어 생리를 하지 못하는 경우도 생길 수 있다. 치료가 종료된 후 생리가 정상적으로 이루어지면 난소에서 배란이 되는 것이므로 임신을 할 수 있지만, 유방암 같은 경우 임신을 하게 되면 임신에 관련된 호르몬의 분비가 암의 성장에 영향을 미칠 수 있으므로, 암이 완치되었다고 판단되는 경우에 임신하는 것이 좋다.

여성은 태어날 때 평생 배란할 난자를 모두 가지고 태어나지만 남성의 경우 정자는 새로 생성된다. 정자의 수와 기능이 정상적이면 임신하는 데 큰 문제가 없다. 따라서 몸이 거의 회복된 이후인 수술 후 6개월 정도 이후에 임신을 고려하도록 한다.

만일 임신이 잘 되지 않으면, 불임 전문의사와 상의하여 정자의 기능 등을 검사하고 적절한 방법을 찾아야 한다.

암의 진행 정도가 심하여 수술 후 항암제 치료나 방사선 치료를 계속 받아야 하거나, 몸의 상태가 계속 허약할 가능성이 높은 경우에는 수술 전 수정란 동결 보관이나, 정자 동결 보관 등의 방법이 있으며 이를 전문의와 상의하도록 한다. 임신을 심각하게 고려하는 경우, 수술 전 이러한 문제에 관하여 미리 전문의와 상의하는 것이 가장 현명하다.

업무 복귀

서서히 활동 시간을 늘려나가고 수술 후 1개월 정도되면 직장이나 평소 일하던 장소에서 일을 시작한다. 업무량을 조절하여 처음부터 무리하지 않도록 한다. 심한 육체적 활동은 3개월 이후부터 시작하도록 한다.

한국인의 7대 암 가이드북 시리즈 5

자궁암 가이드북

초판 1쇄 인쇄 · 2007년 3월 8일
초판 1쇄 발행 · 2007년 3월 15일

지은이 · 강순범
펴낸이 · 이종문
펴낸곳 · (주)국일미디어

편집기획 · 김선, 장현숙, 이재석, 류명하, 김종원, 이원숙, 김영주, 김혜성, 마현숙
영업마케팅 · 김종진, 오정환, 이병옥
디자인 · 이희욱, 권영화, 양지현
웹마스터 · 견진수
관리 · 최옥희, 장은미
제작 · 유수경

등록 · 제406-2004-000025호
주소 · 경기도 파주시 교하읍 문발리 파주출판문화정보산업단지 514-6
영업부 · Tel 031)955-6050 | Fax 031)955-6051
편집부 · Tel 031)955-6070 | Fax 031)955-6071

평생전화번호 · 0502-237-9101~3

홈페이지: www.ekugil.com(한글인터넷주소 · 국일미디어, 국일출판사)
E-mail: kugil@ekugil.com

값은 표지 뒷면에 표기되어 있습니다.
잘못된 책은 바꾸어 드립니다.

ISBN 978-89-7425-470-4 (세트)
ISBN 978-89-7425-475-9 (03510)